DES

ACCIDENTS DES PLAIES

PENDANT LA GROSSESSE

ET L'ÉTAT PUERPÉRAL

PARIS. — IMP. SIMON RAÇON ET COMP., RUE D'ERFURTH, 1.

DES

ACCIDENTS DES PLAIES

PENDANT LA GROSSESSE

ET L'ÉTAT PUERPÉRAL

PAR

Le Docteur J. CORNILLON

EX-INTERNE DES HOPITAUX DE PARIS
LAURÉAT DE L'ACADÉMIE DE MÉDECINE ET DE LA SOCIÉTÉ DE CHIRURGIE
MÉDAILLES DE BRONZE DE L'ASSISTANCE PUBLIQUE
(Externat 1807 — internat 1871

PARIS

ADRIEN DELAHAYE, LIBRAIRE-ÉDITEUR

PLACE DE L'ÉCOLE-DE-MÉDECINE

1872

INTRODUCTION

L'idée de cette thèse nous est venue de la longue et savante discussion qui s'est élevée, dans le courant de mars dernier, au sein de la Société de chirurgie, à propos d'une malade que M. Tarnier avait opérée d'une tumeur de la vulve. Le débat a roulé sur les points suivants :

1° Doit-on opérer pendant la grossesse?

2° Combien de temps après l'accouchement peut-on tenter une opération chirurgicale?

M. Tarnier soutint d'une façon presque absolue qu'il ne fallait pas porter l'instrument tranchant sur une femme enceinte; il ajouta que, pour avoir des chances sérieuses de succès, il fallait attendre au moins deux mois après la délivrance. MM. Blot e Depaul, tout en faisant des réserves pour les cas urgents, acceptèrent cette conduite; toutefois M. Blot émit l'avis qu'on devait attendre quatre ou cinq mois après l'accouchement pour exécuter avec fruit une opération sanglante sur les organes génitaux. M. Verneuil se rangea complètement à cette opinion, et il apporta à la tribune des faits nombreux publiés dans la thèse d'un de ses élèves, M. E. Petit, plusieurs autres inédits, qui indiquent péremptoirement que les plaies même les plus légères et les plus insignifiantes peuvent être, chez la femme enceinte, suivies d'accidents formidables ; et que si l'on opère immédiatement après les couches, on a bien peu de chance de réussir.

MM. Chassaignac et Després ne partagèrent point les craintes de leur collègue de l'hôpital Lariboisière, et rejetèrent ses conclusions. L'un et l'autre avaient enlevé pendant le gravidisme un grand nombre de végétations vulvaires, soit par l'écrasement linéaire, soit avec des ciseaux courbes, et ils n'avaient eu à déplorer aucun accident fâcheux. La grossesse avait suivi sa marche naturelle et aucune hémorrhagie n'était survenue. De son côté, M. Demarquay affirma que, maintes fois, il avait fait la suture du périnée immédiatement après l'accouchement, et que toujours il avait obtenu des résultats satisfaisants.

Mon intention n'est pas de trancher cette question dans tel ou tel sens, ce serait au-dessus de mes forces; mon but est uniquement de montrer, en rassemblant les faits épars dans la science, que les plaies accidentelles ou chirurgicales, qui ont été produites pendant la grossesse ou l'état puerpéral ne sont pas exemptes de danger. Je m'appesantirai surtout sur les plaies faites dans un but thérapeutique, je toucherai peu aux autres. Quoique pendant le travail, les conditions anatomiques et physiologiques ne soient pas tout à fait semblables à celles de grossesse, et que les accidents soient beaucoup plus redoutables pendant l'accouchement qu'au début de la gestation, nous les réunirons dans le même chapitre, afin d'éviter l'obscurité qui pourrait naître d'un trop grand nombre de subdivisions.

La femme grosse est nécessairement prédisposée aux hémorrhagies, à cause du développement exagéré de son système vasculaire, et de l'altération profonde qu'a subie son fluide sanguin; aussi observe-t-on fréquemment cette grave complication lorsqu'une plaie a été pratiquée sur un point quelconque de l'économie. Elles sont très-abondantes, surtout lorsque la solution de continuité se trouve au voisinage de la vulve et du vagin; souvent même elles sont mortelles. L'avortement survient parfois avant la terminaison fatale, mais généralement il arrive lorsque la plaie, ayant échappé à l'hémorrhagie, est devenue le siége de complications d'ordre inflammatoire, telles que l'érysipèle, l'angioleucite, la phlébite.

Pendant l'état puerpéral, l'hémorrhagie ne s'observe qu'à une époque très-rapprochée de l'accouchement, à moins que la solution de continuité n'offre une très-grande étendue. Par contre, les plaies ont peu de tendance à la cicatrisation, elles suppurent longuement, se gangrènent souvent, ce qui tient à la constitution même de l'utérus après la parturition.

PREMIÈRE PARTIE

MODIFICATIONS DE L'ORGANISME PENDANT LA GESTATION

Les métamorphoses que la fécondation imprime à l'économie tout entière ont une influence trop directe et trop réelle sur les traumatismes de la femme enceinte pour que nous ne décrivions pas au moins les principales, avant d'entrer dans notre sujet.

A l'état normal chez les primipares, la matrice a un volume presque insignifiant, elle est plongée dans le petit bassin; ses parois, d'une épaisseur notable, ont une structure difficile à déterminer. La cavité de cet organe est presque nulle, sa muqueuse est si mince et tellement adhérente aux tissus sous-jacents, que pendant longtemps elle a été niée. Les plexus artériels, veineux et lymphatiques, qui rampent sur ses parties latérales et à sa surface interne, quoique très-développés, n'ont pas encore l'ampleur que leur donnera la gestation. La vulve et le vagin, en connexion directe avec l'utérus, recevant des artères émanant de la même source, des nerfs provenant du même tronc, ont comme lui des parois si rapprochées, qu'il n'existe chez la fille vierge aucune cavité. Enfin les mamelles et le corps thyroïde sont petits.

Lorsque la conception a eu lieu, tout change rapidement de forme, d'aspect et de volume ; et ces modifications ne font que s'accentuer à mesure qu'on approche du terme de la gestation. C'est l'utérus qui ouvre la scène : sa cavité se développe, devient peu à peu spacieuse, et acquiert à bref délai des dimensions considérables, la texture du tissu musculaire dont ses parois sont formées devient plus accessible à nos moyens d'investigation; on peut alors reconnaître et étudier la direction de ses faisceaux. C'est du reste pendant ou peu après la gestation, que cette texture a été élucidée. La muqueuse utérine suit le développement du viscère qu'elle tapisse, et nous dirons à propos de cette membrane ce que nous venons de dire du tissu musculaire de la matrice : sa structure n'a été complétement connue qu'après des recherches nombreuses exécutées pendant la grossesse ou peu après la délivrance. Son épaisseur acquiert jusqu'à un demi-centimètre ; c'est elle qui constitue la caduque, dont les dimensions paraissaient si exagérées, que jusqu'en 1844, époque où parut le célèbre travail de Coste, on hésitait à la considérer comme la muqueuse utérine hypertrophiée.

Ces modifications s'accompagnent du développement prodigieux des vaisseaux qui vont se rendre aux organes contenus dans le petit bassin, et en particulier aux organes de la génération. Les artères venant de deux sources principales décrivent au pourtour de l'utérus de nombreuses flexuosités, s'anastomosent entre elles en plusieurs points, et spécialement sur ses parois externes et dans l'épaisseur des ligaments larges; elles constituent un immense réseau qui finit à la vulve. Cette augmentation de calibre est surtout remarquable dans le système veineux et lymphatique. Les veines deviennent très-développées, elles forment de larges canaux connus sous le nom de sinus, et qui sont creusés dans l'épaisseur du parenchyme utérin. A la vulve et sur la surface interne du vagin, les veines sont très-apparentes, surtout à la dernière période de la gestation. Les divers plans lymphatiques, les superficiels surtout, sont très-développés. M. Lucas-Championnière, dans sa remarquable thèse inaugurale, parle de vaisseaux lymphatiques, égalant, à la fin de la grossesse, le calibre d'une plume de corbeau.

D'autre part, les veines du rectum et du pourtour de l'anus pressées par le produit de la conception se distendent et deviennent même variqueuses. Ces sortes d'hémorrhoïdes déterminent de la pesanteur au périnée; elles disparaissent généralement après l'accouchement. Cette gêne de la circulation en retour se fait sentir également dans les membres inférieurs, où les veines superficielles acquièrent dans certains cas un calibre extraordinaire; leur rupture a plusieurs fois, ainsi que nous le verrons plus loin, occasionné la mort des malades.

Ce développement exagéré des vaisseaux à sang noir s'étend aussi aux mamelles, qui sont sous la dépendance directe des organes de la génération. Au début de la grossesse, elles deviennent turgides, le mamelon est sensible, saillant, la peau de l'aréole se colore, et présente à sa surface une vingtaine de glandes assez proéminentes. En même temps des troncs veineux se dessinent sur les seins, ils envoient de nombreux rameaux aux mamelons, le long desquels on aperçoit des traînées luisantes. Si nous joignons à cela l'augmentation de sensibilité organique du col utérin, nous aurons sous les yeux à peu près toutes les modifications que la grossesse imprime aux organes de la génération. Cette sensibilité limitée au col a été mise à profit par les chirurgiens pour provoquer l'accouchement prématuré. D'autre part, elle nous rend compte de la facilité avec laquelle se produit l'avortement, lorsqu'on porte sur les lèvres du col un caustique, ou un instrument piquant.

L'hypertrophie du corps thyroïde est presque constante dans la grossesse. Presque tous les chirurgiens en ont rapporté des exemples. M. Chassaignac (*Thèse de Petit*, 1870) en a vu un cas assez singulier: c'était dans le courant d'une première grossesse que le corps thyroïde s'était hypertrophié ; à chaque nouvelle grossesse l'hypertrophie faisait des progrès. Quelquefois, il se forme dans cet organe des collections purulentes (Cazeaux, *Traité d'accouchements*, revu par Tarnier). Chez deux malades de Natalis Guillot, le cou augmenta tellement de volume, qu'on fut obligé de recourir à la trachéotomie après la délivrance, tant la respiration était laborieuse. Nous ne chercherons point à expliquer cette singulière hypertrophie, nous nous contentons de signaler le fait.

Comme ce dernier organe, le foie acquiert un volume considérable, son tissu est jaunâtre; il est parsemé de petits grains blanc terne. Laennec avait dit un mot de cet état morbide, mais c'est à M. Tarnier que l'on doit la description du foie gras des accouchées. Voici ce qu'il dit dans sa thèse sur la fièvre puerpérale: « Le tissu du foie est ferme, et se laisse facilement couper en tranches nettes ; sa substance est parsemée de petites taches extrêmement nombreuses qui leur donnent un aspect granité. Ces taches ainsi disséminées peuvent se réunir et former des ilots plus ou moins larges ; et ces taches apparaissent non-seulement à la surface, mais même dans l'épaisseur. Dans quelques cas, le foie, au lieu d'être ferme, est ramolli; son tissu se laisse facilement séparer de la capsule, les mêmes taches existent. L'examen microscopique a montré que presque toutes les cellules hépatiques sont bien conservées, polyédriques; outre leur noyau, les cellules contiennent parfois des gouttelettes de graisse ; certaines semblent complètement remplies d'huile. Sur 80 malades, cette altération graisseuse du foie a manqué

5 fois seulement. » Ici, comme pour l'hypertrophie du corps thyroïde, nous sommes à bout d'explications.

Le cœur subit, lui aussi, une hypertrophie partielle : son ventricule gauche s'agrandit, ses parois s'épaississent, le ventricule droit au contraire conserve les dimensions ordinaires. Ce fait, mis en lumière pour la première fois par Larcher au commencement de ce siècle, a été contesté par Monneret ; mais aujourd'hui il est admis presque unanimement. Restent les explications : M. Joulin (*Traité d'accouchements*. Paris, 1866) ne voit là qu'une conséquence de la création d'une circulation nouvelle entre la mère et l'embryon. Ce phénomène constant et temporaire disparaît après l'accouchement, et semble donner raison à cet accoucheur.

C'est à cette formidable vascularisation créée par le gravidisme dans presque tous les organes, à l'hypertrophie et à la désorganisation des viscères, que l'on doit attribuer en grande partie ces hémorrhagies redoutables qui ont lieu chez les femmes enceintes à la suite de la plus légère piqûre.

Ces modifications des tissus de l'économie s'accompagnent d'altérations profondes dans la composition chimique du sang. Avant Andral et Gavarret, on croyait généralement que, pendant la gestation, il y avait une augmentation des principes du liquide sanguin, et on saignait hardiment sous prétexte de pléthore des femmes qui n'étaient qu'anémiques. — Ces deux éminents professeurs sont arrivés à des conclusions que nous devons considérer comme exactes, car jusqu'ici elles n'ont pas été attaquées sérieusement par ceux que se sont occupés de cette question.

L'eau augmente depuis le début de la grossesse jusqu'au moment de l'accouchement ; dans les premières semaines, elle atteint environ 800/1000; à la fin de la gestation, elle dépasse quelquefois 900/1000. — L'albumine, au contraire, diminue d'une manière très-sensible à mesure qu'on approche du neuvième mois. A l'état physiologique, sa moyenne est de 70, 8/1000 ; dans la dernière période de la grossesse, elle descend à 66, 6/1000. Les globules rouges, dont le nombre à l'état normal oscille entre 130 et 140, ne dépassent pas 110 à l'époque de l'accouchement. Par contre, les globules blancs, dont le chiffre est presque insignifiant pendant la santé, augmentent sensiblement pendant la grossesse ; ajoutons à cela la diminution dans de notables proportions du principe ferrugineux du sang. — D'après Becquerel et Rodier, le fer chez une femme en vacuité est de 0,500/1000 environ, tandis qu'il descend à 0,400/1000 pendant la grossesse ; en résumé, il se produit là une véritable chloro-anémie. La fibrine subit, comme dans les maladies inflammatoires, une augmentation rapide jusqu'à la fin de la grossesse. Au commencement de la gestation, elle est environ de 2, 5/1000; à la fin, elle atteint 4, 5/1000. En somme, tous les principes constituants du sang, moins la fibrine, diminuent pendant la gestation; le sérum augmente seul dans des proportions considérables.

L'urine est avec le sang une des humeurs de l'économie qui subit les transformations les plus variées. Le corps qui apparaît le premier dans ce liquide est la kyestéine, principe mal connu, que Cazeaux, (d'après les recherches de M. Regnauld), regarde comme une hypersecrétion de la matière azotée qui existe en petite quantité dans l'urine normale, et à l'action de l'oxygène de l'air sur cet agent. Pour M. Gubler, la kyestéine est une couche de phosphate ammoniaco-magnésien, présentant les mêmes réactions que l'urine des enfants rachitiques. — Elle renfermerait en outre une quantité innombrable de vibrions.— Ce produit, qui ne se montre qu'à une certaine période de la grossesse, et qui souvent n'existe pas, intéresse médiocrement le chirurgien. — Il n'en est pas de même de la présence de l'albumine dans l'urine. Fréquente, puisque M. Blot a pu l'observer quarante et une fois sur deux cent cinq femmes examinées à l'hôpital de la Maternité, tandis qu'on la rencontre assez rarement dans la pratique civile, elle indique un commencement de désorganisation du tissu rénal. Cette désalbumination du sang prédispose aux accidents les plus graves : hémorrhagies (Blot), paraplégies, (Simpson, Imbert-Gourbeyre), et elle a une influence désastreuse sur les traumatismes. — M. Zantiotis, dans sa thèse inaugurale (1869), rapporte un certain nombre de faits à l'appui de cette opinion. — L'existence du sucre dans les urines des femmes enceintes a été signalée pour la première fois par M. Blot en 1856 ; admises d'abord sans contestation, les opinions de cet accoucheur ont été vivement attaquées, une année après, par M. Leconte et par les chimistes allemands (Brucke, Kirstein). Selon eux, la réaction qui se produit au moyen de la solution cuivrique, chez les femmes grosses, est due au mucus qui se trouve en notable proportion dans leur urine. — Berthelot, Reveil et autres ont vérifié les expériences de M. Blot, et comme lui ont trouvé le même principe. C'est surtout pendant l'état puerpéral et la lactation que l'urine abonde en sucre et constitue un véritable diabète. Nous y reviendrons dans la deuxième partie de ce travail.

Je passe sous silence les autres changements apportés dans l'économie par la gestation ; ils m'entraîneraient trop loin, et ne seraient que de peu d'utilité pour l'étude de ce sujet.

I

HÉMORRHAGIES

L'accident peut-être le plus fréquent, mais sans contredit le plus grave des plaies pendant le gravidisme, est l'hémorrhagie. Dans presque tous les cas que nous rapportons, l'écoulement sanguin semble avoir été occasionné par la blessure ou la rupture spontanée d'une veine ; rarement, pour ne pas dire jamais, c'est à la lésion seule d'une artère que l'on doit cette redoutable complication. On se rend, du reste, parfaitement compte du phénomène ; il suffit de jeter un coup d'œil rétrospectif sur la prédominance de la circulation en retour, et notamment dans les organes du petit bassin et dans les membres inférieurs. Partout, les veines sont gorgées de sang et flexueuses, le système capillaire est turgide ; c'est donc à une hémorrhagie veineuse qu'on aura le plus souvent affaire. Favorisée par l'altération des liquides de l'économie, par la gêne de la respiration, elle résistera le plus souvent aux moyens hémostatiques ordinaires.

Nous allons diviser nos observations en trois catégories : dans la première nous placerons les hémorrhagies survenues en dehors des organes génitaux ; dans la seconde, celles qui proviennent des organes génitaux externes ; et enfin dans la troisième, celles qui sont produites par la lésion traumatique de l'utérus et de ses annexes.

M. Petit (Eugène) rapporte dans sa thèse inaugurale huit observations de rupture spontanée de veines variqueuses des membres inférieurs chez des femmes enceintes ; dans cinq cas, on put se rendre maître de l'hémorrhagie, mais dans les trois autres, la mort eut lieu :

Observ. I.— Une femme enceinte, admise à la Maternité en 1837, portait de nombreuses tumeurs variqueuses sur les membres inférieurs. Un soir en se couchant, une de ces tumeurs s'ouvrit ; la femme eut la malheureuse idée de prendre un bain de pieds avec de l'eau tiède. Le sang coulant avec abondance, elle chercha à établir une espèce de compression qui n'amena aucun résultat. En se rendant dans son dortoir, elle tombe de faiblesse; elle crie, on accourt aussitôt, et on trouve la malade baignée dans son sang, le pouls imperceptible, les yeux ternes, le corps couvert d'une sueur froide et visqueuse. Un appareil compressif fut appliqué et on s'empressa de ranimer la circulation. Elle donna pendant quelques instants des signes de vie, mais elle ne tarda pas à expirer. (Jacquemier, *Manuel d'accouchements*, t. I, p. 343.)

Observ. II. — Une femme enceinte eut à la suite de la rupture d'une veine au niveau de la malléole, une hémorrhagie abondante qui ne tarda pas à s'accompagner de la mort, l'avortement n'a pas été indiqué. (Murat, séances de l'Académie de médecine, 1827.)

Observ. III. — Une femme portait aux jambes et aux cuisses des deux côtés de nombreuses varices. Elle était enceinte de huit mois. A la suite d'une violence extérieure, la saphène externe se rompit au niveau de la malléole du côté gauche; il en résulta une hémorrhagie promptement mortelle. L'avortement n'est pas indiqué. (Moreau, *Traité d'accouchements*.)

On conçoit, dit Jacquemier, que les hémorrhagies veineuses des membres inférieurs soient plus graves et moins faciles à arrêter pendant la grossesse que dans les autres circonstances de la vie, la pression de l'utérus produisant en quelque sorte l'effet de la ligature, qu'on applique pour pratiquer la phlébotomie; c'est absolument notre avis.

Nous arrivons à la seconde catégorie d'hémorrhagies, à celles qui, d'après notre classification, ont pour point d'origine l'enceinte génitale externe.

Elles semblent plus fréquentes et ont été mieux étudiées que celles que nous venons de passer en revue; tantôt c'est à la rupture d'une varice, tantôt, au contraire, c'est à la déchirure ou à l'incision d'un thrombus de la vulve ou du vagin qu'est dû l'écoulement sanguin.

En voici des exemples :

Observ. IV. — Cramer rapporte un cas de tumeur variqueuse de la vulve, suivi promptement de mort. Il s'agit d'une femme enceinte qui avait des varices du vagin. Pendant les rapports sexuels avec son mari, la tumeur se rompit. (*Dublin Journal*, volume XVIII, page 514.)

Observ. V. — Une femme enceinte, d'ailleurs bien portante, avait quelques varices à la vulve. Un soir en se couchant, elle voulut en jouant avec les autres femmes du dortoir, sauter sur son lit. Elle retomba en arrière, et se trouva dans sa chute assise sur une chaise dont le bord avait frappé contre la vulve. Une hémorrhagie se déclara avec tant d'abondance, qu'elle amena la mort rapidement. A l'autopsie, je trouvai une plaie contuse d'un centimètre de longueur, qui était située sur la lèvre externe de la petite lèvre du côté gauche. (Cazeaux, *Traité d'accouchements*, 1867.)

Observ. VI. — Une femme enceinte porte de volumineuses tumeurs variqueuses de la grande lèvre du côté gauche. Une de ces veines se rompit, et il en résulta une hémorrhagie abondante aux suites de laquelle la femme ne tarda pas à succomber. L'avortement n'eut pas lieu. (*Berlin Medical Zeitung*, n° 48, 1842.)

Dans la *Gazette des hôpitaux* du 6 mars 1872, se trouvent consignés deux faits récents où l'hémorrhagie ne fut pas mortelle, mais donna de sérieuses inquiétudes.

Les voici l'un et l'autre :

Observ. VII. — Une femme enceinte qui était tombée sur la vulve avait eu une hémorrhagie tellement grave qu'il avait fallu tamponner. Lorsqu'on ôta le tampon pour faire uriner la malade, l'hémorrhagie se reproduisit. Le sang provenait d'une toute petite plaie. A l'autopsie, une injection d'eau poussée par l'urèthre ressortait par la plaie. (Tarnier.)

Observ. VIII. — Une hémorrhagie était survenue chez une jeune femme enceinte, et on avait tamponné le vagin, croyant qu'il y avait insertion vicieuse du placenta. Appelé près de la malade, M. Depaul trouva une petite plaie sur le capuchon du clitoris, au niveau d'une veine variqueuse; le sang s'épanchait en même temps dans le tissu cellulaire, comme dans le cas de thrombus de la vulve, suite de rupture de varice.

Les thrombus de la vulve et du vagin survenus pendant la gestation se rompent fort souvent au moment du travail; il s'ensuit une hémorrhagie formidable, surtout si la tumeur est d'apparition récente. M. Blot, dans sa thèse d'agrégation (1853), rapporte trois faits où la terminaison fut fatale; ce sont ceux d'Ebert, Wyfels et Gumné. Deneux signale plusieurs cas de mort, à la suite de déchirure de ces tumeurs sanguines. Casaubon raconte qu'une femme de 30 ans, grosse de 7 mois, reçut sur les fesses un coup de pied. Il ne tarda pas apparaître au bas de la vulve une petite tumenr qui égala bientôt la grosseur d'une tête d'enfant. La poche se creva et il en sortit un caillot, puis une hémorrhagie se déclara et la femme succomba. A tous ces faits nous pouvons ajouter celui du professeur Riecke, consigné dans les Archives (1816), où la mort eut lieu un quart d'heure après le début de l'hémorrhagie. Lorsque le chirurgien se trouve en présence de ces tumeurs sanguines, il doit se montrer extrêmement réservé, car la moindre imprudence pourrait déterminer en peu de temps la mort de la malade, comme dans les deux cas suivants.

Oserv. IX. — Une femme périt misérablement à la campagne, il y a quelques années; la tumeur, qui était considérable, vint se présenter à la vulve; la sage-femme, pour favoriser la sortie de la tête de l'enfant, comprima cette tumeur, tantôt d'un côté, tantôt de l'autre; mais, voyant que ses peines étaient inutiles, elle crut devoir la comprimer, de manière à la faire rentrer dans l'excavation du bassin, d'où chaque douleur la faisait sortir plus volumineuse. Ne pouvant parvenir à empêcher la tumeur d'occuper la vulve, elle prit le parti de la crever en la pinçant avec les ongles. Il sortit de suite une prodigieuse quantité de sang, qui ne cessa de ruisseler qu'à la mort de la malade. (Berdot, page 541.)

Jacquemier raconte qu'une sage-femme, ne reconnaissant pas, à la tumeur de la vulve, qui avait acquis promptement le volume de la tête d'un enfant, les caractères d'un thrombus, l'attribua au renversement du vagin et en tenta la réduction. La poche se rompit, et laissa sortir un gros caillot, aussitôt suivi d'un écoulement de sang liquide qui entraîna promptement la mort de la malade.

Dans les accouchements laborieux, le vagin se rompt assez fréquemment, et occasionne, après la délivrance, des hémorrhagies considérables.

Par contre, le col de l'utérus, à moins qu'il ne soit le siége de quelque lésion organique, donne rarement lieu, lorsqu'il a été intéressé pendant le travail, ou qu'on a pratiqué des incisions sur ses lèvres, à des écoulements sanguins alarmants. Le gravidisme exalte plutôt les propriétés sensibles et contractiles de cet organe, qu'il n'en augmente la vascularisation. Cependant, l'hémorrhagie acquit de telles proportions chez une malade de M. Cazeaux, que la mort s'ensuivit. Voici ce fait.

Observ. X. — Hypertrophie du col de l'utérus. — Grossesse à terme. — Incision, hémorrhagie. — Mort.

En février 1853, Cazeaux fut appelé à donner des soins à une jeune femme à terme de sa dernière grossesse, et chez laquelle les eaux s'étaient écoulées depuis quatre jours. En pratiquant le toucher, il fut très-étonné de trouver toute l'excavation remplie par une tumeur qui paraissait avoir le volume d'une tête de fœtus à terme. Elle offrait une consistance toute particulière et une apparence de fluctuation qui amena Dubois à la regarder comme un kyste d'une des lèvres. Quatre ponctions furent pratiquées et il ne sortit rien. Les eaux continuèrent à couler pendant quatre jours. N'entendant plus les battements du cœur du fœtus, on décida qu'on inciserait la tumeur dans toute sa longueur pour arriver jusqu'au fœtus et l'extraire. Le prétendu kyste fut divisé en deux portions latérales, et on put arriver jusque sur la tête; on appliqua le forceps sans résultat; la crâniotomie et l'application du céphalotribe ne furent pas plus heureuses. La version pelvienne fut essayée et au bout de deux heures on parvint à extraire l'enfant. L'hémorrhagie avait été tellement considérable par les lèvres de l'incision, que la femme, exsangue, épuisée, mourut une demi-heure après.

A l'autopsie, on trouva une tumeur plus grosse qu'une tête de fœtus à terme, développée dans la lèvre antérieure du col; l'examen le plus attentif ne fit découvrir aucun élément nouveau, aucun produit pathologique de néo-formation. C'était tout simplement une hypertrophie du tissu du col.

Était-il possible d'agir autrement? Évidemment non. Cependant, on aurait pu pratiquer l'opération césarienne, mais les chances de succès sont tellement peu nombreuses, qu'on ne doit s'y décider que dans des cas tout à fait favorables.

L'hystérotomie est à peu près la seule opération que le chirurgien soit appelé à pratiquer sur l'utérus pendant le travail, et nous devons dire que le décès de la mère n'est pas le plus souvent dû à l'hémorrhagie. Kayser a publié sur ce sujet (Journal de Malgaigne, 1845) une statistique des plus instructives : sur 123 cas de mort de la mère, 77 fois elle eut lieu par inflammation de l'abdomen, 29 fois par symptômes nerveux, 10 fois seulement par hémorrhagie; dans les 7 autres cas, elle a été produite par des causes diverses. Dans l'hystérotomie, l'hémorrhagie peut être superficielle, c'est-à-dire survenant au moment où l'on coupe la paroi abdominale, ou bien succéder à la division du tissu utérin. La première forme est peu grave; elle arrête, il est vrai, pour quelques instants, l'opérateur, mais on arrive aisément à la faire cesser. La seconde variété est, au contraire, extrêmement redoutable; en peu de temps, l'écoulement sanguin est considérable, et pour l'arrêter on est obligé de recourir à des moyens énergiques : la compression de l'aorte. M. John Lambert a consigné dans sa thèse inaugurale (1870), plusieurs faits où l'hémorrhagie, pendant l'hystérotomie, amena la mort de la femme par épuisement.

Il est vrai que la grossesse était toujours compliquée de myomes utérins, circonstance qui aggrave beaucoup le pronostic de l'opération, à cause de la vascularisation énorme de ces tumeurs.

Observ. XI. — Faye, primipare, quarante ans. Une tumeur volumineuse et à côté une plus petite remplissaient toute la partie postérieure du petit bassin. On patienta deux jours. Les tumeurs descendirent plus bas : il ne restait plus qu'un pouce de libre en avant; diagnostic incertain, ponction par le rectum sans succès. Opération césarienne. Hémorrhagie diminuée par compression de l'aorte. Prolapsus de l'intestin. Enfant vivant. Vomissements. Mort au bout de trente heures. A l'autopsie, on ne trouva pas de traces de péritonite. (Breslau, p. 145.)

Observ. XII. — Madame X..., mariée en septembre 1830, n'avait jamais été enceinte. Le 5 avril 1833, dysurie : une tumeur pelvienne remplissait toute la cavité du petit bassin.

17 *mai*. — Je reconnus une énorme tumeur occupant toute la moitié droite de la cavité abdominale, remontant jusqu'aux côtes droites, et remplissant toute la cavité du petit bassin. Elle était dure, cartilagineuse et bosselée. Je sentis aussi une seconde tumeur apposée à la première et à gauche. Cette dernière était plus molle et plus unie. J'annonçai la possibilité d'une grossesse au début ; j'ordonnai l'iodure de potassium.

29 *août*. Mouvements fœtaux certains. On décida en consultation l'impossibilité de pratiquer l'accouchement prématuré, et on conclut à la nécessité de l'opération césarienne au terme de la grossesse.

15 *octobre*. Santé bonne.

Au commencement de novembre, la malade s'affaiblissait et avait des vomissements; mais elle se rétablit.

11 *novembre*. Le travail commença à deux heures du matin par quelques douleurs faibles et en perdant les eaux. Elle dormit plusieurs heures. A 9 heures du soir, M. Porter pratiqua l'opération césarienne. L'enfant fut trouvé mort, bien qu'on eût constaté la vie un peu avant l'opération. L'utérus se contracta, mais les lèvres de la plaie ne se mirent en contact que dans la partie profonde, d'où hémorrhagie faisant perdre du temps. Mort par épuisement 21 heures après l'opération.

Autopsie. — Pas d'hémorrhagie intra-péritonéale; pas d'inflammation. (Montgomery, *Dublin Journal*, 1835).

Observ. XIII. — Femme, âgée de trente-cinq ans. Rupture spontanée de la poche des eaux au début du travail; présentation des pieds. L'opération césarienne dura trois quarts d'heure à cause de l'hémorrhagie superficielle. On réunit les lèvres de la plaie utérine par des sutures, et la femme mourut 22 heures après.

Autopsie. — Les lèvres de la plaie utérine sont parfaitement adaptées, deux doigts à peine pouvaient passer. Pas de trace de péritonite. (Breslau, 1864).

On est étonné de voir que l'avortement n'ait pas eu lieu dans les observations que nous avons rapportées plus haut, surtout quand on songe que les plus légers changements d'humeur, que les maladies les plus insignifiantes produisent si facilement cet accident.

J'ai compulsé les auteurs pour savoir au juste si les hémorrhagies provenant de plaies situées soit sur les organes génitaux externes, soit dans un endroit éloigné, avaient une influence nuisible sur la marche de la grossesse. — Sur les 15 faits collationnés par M. E. Petit dans sa thèse inaugurale, pas une seule fois l'hémorrhagie n'a été suivie de l'avortement. Ajoutons les deux cas signalés par MM. Depaul et Tarnier, à la Société de chirurgie; et quoiqu'on fût obligé de recourir, chez l'une et l'autre malade, à des moyens hémostatiques puissants pour arrêter l'écoulement sanguin, malgré tout, la grossesse continua son cours. M. Blot, il est vrai, a cité un fait où l'hémorrhagie fut suivie d'avortement; c'est le seul que j'aie pu rencontrer.

D'après le petit nombre d'observations (18) qui sont en notre possession, on peut affirmer que l'hémorrhagie par lésion externe n'est pas, comme on semblerait le croire de prime abord, une cause nécessaire de l'avortement. C'est directement à la santé de la mère que cette perte porte préjudice; et dans tous les cas où elle n'est pas rapidement mortelle, elle occasionne une anémie telle qu'après l'accouchement la convalescence s'établit lentement. Les anciens médecins et accoucheurs usaient largement de la saignée, dans la dernière période de la grossesse. Lorsque la femme ressentait quelques bouffées de chaleur au visage, qu'elle accusait une trop grande gêne de la respiration, on pratiquait sur-le-champ la phlébotomie. Parfois, c'était une véritable férocité : Mauriceau raconte l'histoire d'une femme grosse qui fut saignée quarante-cinq fois; une autre subit la même opération quatre-vingt-dix fois, et dans les deux cas l'accouchement eut lieu à terme. Dans d'autres circonstances les résultats furent moins heureux : une femme de vingt ans, enceinte de sept mois, fut saignée six fois dans huit jours ; elle accoucha prématurément. Delamotte, ayant tiré deux palettes de sang à une comtesse grosse de huit mois et demi, vit les douleurs de l'enfantement se déclarer dans la soirée même. Il y a quelques jours, je saignai, à la Maternité, une femme enceinte de huit mois pour un œdème considérable des membres inférieurs et de la vulve ; sept heures après, elle mettait au monde deux jumeaux. Il est incontestable que, dans certains cas, la parturition est avancée par la perte de sang occasionnée par la phlébotomie. C'est, du reste, probablement un peu pour ce motif qu'elle est si efficace dans les convulsions éclamptiques apparaissant au début du travail.

Reste une question à élucider : les malades, dont nous rapportons les observations, étaient-elles oui ou non albuminuriques? Nous l'ignorons complétement ; l'examen des urines n'a été fait nulle part, ou du moins, s'il a été fait, on l'a passé sous silence. Or, pour nous, cette analyse est de la plus haute importance, car les hémorrhagies, soit spontanées, soit traumatiques, sont facilitées par la désalbumination du sang. Nous allons entrer dans quelques détails.

M. Imbert-Gourbeyre, dans le mémoire qu'il présenta à l'Académie de médecine en 1856, s'exprime ainsi : « L'hémorrhagie, que l'on rencontre quelquefois dans le mal de Bright, a été presque complétement inaperçue par les nombreux auteurs qui se sont occupés de cette maladie. — Je l'ai rencontrée plusieurs fois sous forme d'épistaxis, une fois comme hémorrhagie génitale, deux fois comme hématémèse, et dans l'un de ces cas avec apoplexie pulmonaire, plusieurs fois sous la forme d'ecchymoses tant internes qu'externes. Dans ce dernier cas, cette diathèse hémorrhagique peut même prendre la forme du *purpura hemorrhagica.* » — Avant M. Imbert-Gourbeyre, d'autres praticiens avaient signalé la fréquence de certaines hémorrhagies spontanées chez les femmes grosses et albuminuriques. Ainsi M. Blot, dans sa thèse de doctorat (1849), écrit ceci : « D'autres organes que l'utérus peuvent être le siége d'hémorrhagie chez la femme enceinte albuminurique. Ainsi, chez l'une de celles dont nous avons fait l'autopsie, nous avons rencontré une hémorrhagie du foie, par points de la grosseur d'un grain de millet, occupant toute l'épaisseur du lobe droit. M. Devilliers rapporte l'observation d'une femme albuminurique, chez laquelle il n'existait pas de pléthore, et qui, pendant la grossesse, eut de nombreuses épistaxis. Dans la thèse de M. Cahen, se trouve une observation de néphrite albumineuse avec hémorrhagie pulmonaire. Becquerel en rapporte un autre exemple. » Enfin, les métrorrhagies, l'hémorrhagie cérébrale, ont été observées assez souvent chez les femmes grosses albuminuriques.

Depuis les travaux de Siebert, il est aujourd'hui hors de doute que les grands traumatismes, les larges blessures déterminent, chez ceux qui en ont été victimes, l'apparition de l'albumine dans les urines. Mais, jusqu'à ces dernières années, on ignorait presque complètement l'influence de l'albuminurie sur la marche des affections chirurgicales. M. Chevers et plus tard M. Verneuil mirent cette influence en lumière. Le premier de ces chirurgiens, s'appuyant sur une statistique nombreuse, prétend qu'il faut rattacher les causes de la mort à la suite d'opérations chirurgicales, à un état maladif de l'organisme, désigné vaguement sous le nom de cachexie, prédisposition, etc., et qui consiste dans une altération plus ou moins profonde des viscères abdominaux, tels que le foie, la rate, les reins, et surtout ces derniers. Il est de la plus haute importance, dit M. Zantiotis, dans sa thèse inaugurale (1869), de ne jamais se décider à une opération chirurgicale quelle qu'elle soit, ni de se prononcer sur les suites d'une blessure, même légère, sans un examen préalable des urines, sous le double point de vue du diabète et de l'albuminurie, de ne pas se contenter d'un seul examen, mais d'y revenir plusieurs fois.

Les phénomènes morbides qui sont sous la dépendance de l'albuminurie chez les blessés sont de plusieurs ordres : tantôt ce sont des inflammations internes (pleurésies, pneumonies), tantôt des phlegmasies gangréneuses, tantôt enfin des hémorrhagies consécutives. M. Verneuil cite un fait où cette dernière complication se montra. Le voici :

Obs. XIV. — Plaie du cou par suicide. — Hémorrhagie consécutive. — Albuminurie. — Guérison (1869).

B..., trente-huit ans, marchand de vins. Ivrogne, cet homme buvait trois litres de vin par jour. Il y a trois ans, il a eu une bronchite intense, compliquée d'ictère. L'an dernier, au mois de septembre, il a eu une attaque d'alcoolisme aigu ; il était agité, et se jeta par la fenêtre; on le transporte dans une maison de santé. Dernièrement, étant ennuyé de ne pouvoir faire face à ses payements, il est pris d'une attaque de manie aiguë. Se trouvant seul, il prend un couteau et se coupe le cou : hémorrhagie, perte de connaissance ; on l'apporte à l'hôpital Lariboisière (service de M. Verneuil). On constate la plaie du cou, avec ouverture du larynx au niveau de la membrane cricoïdienne, contusion à la tête et à la face, emphysème sous-cutané du cou et de la poitrine. Traitement : pansement avec de la charpie, pas de réunion ; tête dans la flexion.

Les jours suivants, le malade va mieux ; plus tard, il a eu du malaise, céphalalgie; il sommeillait. Lorsque la toux le réveille, il crache du sang pur. On constate une hémorrhagie à la surface de la plaie; battements du cœur fréquents (105 pulsations); teinte subictérique des conjonctives. Urines rougeâtres, albumineuses.

Le 13 juin. Altération profonde des traits. On regarde cette hémorrhagie comme une teinte de septicémie ou de pyohémie. Traitement : tartre stibié; le soir, sulfate de quinine, teinture d'iode dans la plaie.

Le 14 juin. Amélioration, mais les urines sont encore albumineuses, la figure est moins altérée, l'albuminurie cesse.

Le 15 juin. Lypémanie alcoolique, regard fixe, hallucinations. Traitement : laudanum, bromure de potassium.

Le 18 juin. Retour à l'état normal ; on examine les urines, plus d'albumine.

22 *juin*. Bon état de la plaie, qui est aujourd'hui presque cicatrisée.

La coïncidence de l'hémorrhagie et de l'albuminurie, dans le cas précité, me semble hors de toute contestation ; je dirai même que l'écoulement sanguin qui est survenu peu après l'opération doit être attribué à l'apparition de l'albumine dans les urines. Car aussitôt que cette dernière eut disparu, l'hémorrhagie a cessé. Or, voici ce que dit M. Cornil (thèse d'agrégation, page 34) : « On prétend que les opérations et les blessures, en général, sont plus graves chez les vieillards et les alcooliques que chez les enfants. Cela est très-facile à comprendre, c'est que, chez les premiers, les viscères et notamment les reins sont altérés. »

Que se passe-t-il pendant la gestation? Le système urinaire est détérioré, la présence de l'albumine dans les urines est la règle ; alors, la femme grosse qui subit un traumatisme ou une opération sanglante, étant placée dans une condition presque analogue à celle des vieillards et des alcooliques, est exposée aux mêmes accidents que ces derniers. Il serait très-naturel d'admettre que les nombreux exemples d'hémorrhagies, pendant le gravidisme, consignés dans les auteurs, aient été favorisés par l'albuminurie concomitante. Au surplus, voici un cas où le doute ne peut être permis :

Obs. XV. — Hémorrhagie vulvaire, causée par la rupture d'une varice, et hémorrhagie utérine externe après un accouchement naturel, chez une femme albuminurique. Sept à huit cents grammes de sang perdu, dont quatre cents pesés.

Marquet, primipare, fille, domestique, dix-sept ans, vint à la Maternité, salle d'accouchement, le 6 mars 1867, à une heure et quart du matin, ayant de nombreuses varices à la vulve. L'orifice était souple, mince, dilaté de deux centimètres environ, les membranes étaient rompues depuis le 5 mars, à dix heures du matin, la tête basse, tuméfiée en O. I. G. A ; les bruits du cœur à gauche, en bas et en avant. La dernière époque des règles remontait au 18 juin, et le développement de l'utérus portait à croire que la grossesse datait de huit mois et demi environ.

Cette femme avait de l'infiltration des membres inférieurs, et l'urine contenait un peu d'albumine. Elle souffrait depuis la veille (8 heures du soir). Les contractions faibles et éloignées devinrent plus fortes et plus fréquentes vers cinq heures du matin. La dilatation fut complète à six heures vingt-cinq minutes.

La tête franchit aussitôt l'orifice utérin, mais les contractions étant redevenues faibles, et les efforts d'expulsion aussi, la tête progressa peu. A sept heures, madame Alliot fit marcher Marquet, afin que la pression de la tête sur le plancher du bassin déterminât du ténesme, et par suite des contractions plus énergiques. Ce moyen réussit très-bien, et, à sept heures et quart, la tête s'engagea largement dans la vulve ; à sept heures vingt minutes, l'enfant était expulsé. Aussitôt après sa sortie, un jet de sang jaillit de la vulve, et on s'aperçut qu'il provenait de l'ouverture d'une varice siégeant à la partie inférieure et latérale droite de l'orifice vulvaire.

On fit une compression légère avec de la charpie, imbibée de perchlorure de fer étendu d'eau, et l'hémorrhagie cessa. *Puis, comme cette femme était albuminurique, et par cela même prédisposée à perdre*, on fit donner 0gr,50 de seigle ergoté, afin d'éviter une hémorrhagie utérine. Malgré cette précaution, il s'échappa quatre cents grammes de sang fluide avec le placenta. Le sang qui imbibait les linges et qui venait en grande partie de la varice rompue, fut évalué à trois ou quatre cents grammes, ce qui faisait en tout sept à huit cents grammes.

La femme n'eut aucun symptôme d'affaiblissement. Elle fut transportée à Sainte-Madeleine, n° 50, où elle eut des suites de couches compliquées d'embarras gastrique, et de lymphangite sur les mamelles. (Extrait du registre de M. Trélat, 1867.)

Il ressort de tout ce que nous venons de dire que les hémorrhagies pendant la grossesse sont fort graves, soit que l'ouverture du vaisseau ait eu lieu spontanément, soit que le chirurgien l'ait pratiquée dans un but thérapeutique. Dans les cas que nous avons cités, la mort a été presque la règle.

Les praticiens ont, il est vrai, signalé bon nombre de faits où cette terminaison n'a pas eu lieu, mais toujours il résulte, à la suite de cet accident, une anémie et une débilitation extrêmes.

Traitement. — Parmi les moyens hémostatiques employés jusqu'ici avec le plus de succès, nous citerons la compression. Le plus souvent, en effet, elle a suffi pour arrêter l'écoulement sanguin. Dans le cas où elle serait insuffisante, l'application des astringents sur la plaie produira un excellent effet. Enfin, si, malgré tout, l'hémorrhagie persiste, il reste à la disposition du chirurgien le fer rouge, dont l'influence bienfaisante est considérable partout où l'on a affaire aux écoulements sanguins en nappe. On administrera en même temps à la malade des toniques et des potions cordiales.

II

AVORTEMENT

On considère à juste titre les plaies, chirurgicales ou non, produites pendant la grossesse, comme une cause puissante d'avortement. Cette opinion, professée par les accoucheurs les plus distingués de notre époque, est admise généralement. Dans cet article, nous allons chercher à montrer comment les plaies produisent cet accident.

D'après les faits que nous avons puisés à des sources diverses, les plaies semblent agir sur le produit de la conception de trois manières différentes : tantôt en étant le siége d'une suppuration longue, ou bien en devenant le point de départ de complications graves, telles que l'érysipèle, l'angioleucite, l'infection purulente, ou bien en provoquant sur l'utérus des contractions énergiques réflexes, à la suite desquelles l'expulsion prématurée s'effectue.

Le premier point à éclaircir est celui-ci : la grossesse prédisposet-elle à la suppuration? Velpeau le prétendait et le professait. Dans son *Traité des maladies du sein*, il signale une observation d'abcès de la mamelle, où la cause était une légère contusion de cet organe ; il se forma une vaste collection purulente, qu'on ouvrit, et qui guérit lentement. M. Tarnier a vu un cas de thyroïdite, chez une femme grosse, qui s'est terminée par suppuration ; Chaigneau, dans sa thèse inaugurale, rapporte deux faits semblables. D'un autre côté, M. Verneuil a vu se développer chez une femme enceinte, une inflammation très-vive de la bouche, à la suite d'une ponction capillaire.

Cependant, dans bon nombre de circonstances, on a pu exécuter les opérations les plus graves sans qu'on ait remarqué que la suppuration fût plus longue que d'habitude. Ainsi M. Tillaux, alors qu'il était chirurgien à l'hôpital Saint-Antoine, amputa une femme enceinte de quatre mois qui avait eu le bras broyé par une machine; la plaie se cicatrisa rapidement. M. Verneuil opéra d'une hypertrophie mammaire une femme enceinte de trois mois ; la solution de continuité guérit également en peu de temps. En résumé, il n'est pas encore absolument prouvé que la suppuration soit plus longue et plus abondante chez les femmes grosses que chez les autres. Toutefois, voici trois faits où on ne peut nier que la gestation ait prédisposé à la pyogénie.

Observ. XVI. — Phlegmon sous-cutané du sein droit, sans cause connue, chez une femme enceinte; accouchement prématuré.

Une domestique, âgée de vingt et un ans, bien constituée, est reçue, le 18 septembre 1843. Enceinte de sept mois et demi, elle souffre de la mamelle droite depuis quelques jours, sans savoir au juste depuis quand, et sans pouvoir indiquer la cause de son mal.

On observe, à l'endroit sensible, une tuméfaction avec rougeur mal circonscrite, qui est le siége d'une grande chaleur, de pulsations, de douleur sourde. Aucun soulèvement de la mamelle ne peut être constaté; c'est au bas et en dehors que la tumeur existe. La fluctuation y est évidente; on en pratique immédiatement l'incision, et il en sort un pus de bonne nature. Charpie entre les lèvres de la plaie, cataplasmes émollients.

Le quatrième jour, une contre-ouverture, rendue nécessaire par la stagnation du pus, au-dessous de la première incision, est pratiquée. A partir de ce moment, le foyer se déterge rapidement. Dans les premiers jours d'octobre, un accouchement prématuré a lieu ans accident. Les suites de couches n'offrent rien de remarquable ; elles ne troublent en aucune façon la guérison de l'abcès du sein, de telle sorte que cette femme peut sortir de l'hôpital le 16 du même mois. (Velpeau, *Traité des maladies du sein*, p. 37.)

Observ. XVII. — Grenouillette chez une femme enceinte. Ponction capillaire. Phlegmon du plancher de la bouche.

G... (Julie), âgée de vingt-quatre ans, couturière, entre à l'hospice Lariboisière, salle Sainte-Jeanne, numéro 33 (service de M. Verneuil), le 28 février 1870. Il y a deux ans, cette femme, sans cause connue, s'aperçut d'une petite tumeur au-dessous de la langue, du côté gauche. Cette tumeur resta stationnaire jusque vers la fin de décembre 1869. Alors elle se mit à augmenter de volume, fit, peu à peu, saillie du côté de la région sus-hyoïdienne, jusqu'au moment où, gênée dans la respiration et la mastication, la malade se décida à entrer à l'hôpital.

Au moment de son entrée, cette femme porte une tumeur qui occupe toute l'épaisseur du plancher de la bouche, à gauche; elle a à peu près le volume d'un petit œuf de poule, elle est allongée d'avant en arrière, dure, rénitente, fluctuante, de couleur rosée. Cette femme était enceinte de huit mois au moins. M. Verneuil ne veut tenter aucune opération radicale ; il se contente de faire, le 2 mars, une simple ponction avec le trocart, pour débarrasser momentanément la malade de la tumeur qui la gêne. — Issue d'environ 30 à 40 grammes d'un liquide sans odeur, ayant l'apparence du pus de bonne nature. Examiné au microscope par M. Humbert, interne du service, ce liquide présente les caractères histologiques du pus.

3 *mars*. Pas d'accident. État général bon. La tumeur a un peu augmenté de volume.

5 *mars*. Le volume de la tumeur a encore augmenté. M. Verneuil rétablit avec la pointe d'un bistouri l'ouverture faite par le trocart. Issue d'un peu de sang.

7 *mars*. Gonflement et douleur de la région sus-hyoïdienne, à gauche. La tumeur a repris son volume. — Malaise général ; température axillaire, 37°,4. Douleurs dans le bas-ventre. Le soir, la malade accouche d'un garçon bien portant.

L'œdème et la douleur sus-hyoïdienne persistent. Issue par la bouche de salive mêlée à du pus. Gêne considérable pour prendre les aliments. État général bon ; la malade peut allaiter son enfant.

12 *mars*. Varioloïde; passe en médecine, d'où elle sort parfaitement guérie le 7 avril. (Tirée de la thèse de M. E. Petit.)

Observ. XVIII. — Abcès du sein, suite d'eczéma, au sixième mois de la grossesse. — Lymphangite. — Adénite axillaire. — Incision. — Cicatrisation incomplète au moment de l'accouchement. — Recueillie par M. Ory, interne des hôpitaux.

Cette femme entra à l'hôpital Cochin le 11 novembre 1871. Célibataire, primipare, domestique, d'un tempérament lymphatique, elle fut réglée à seize ans. Ses menstrues apparaissaient régulièrement avant sa grossesse, mais elles étaient peu abondantes.

L'état de l'orifice, à son entrée dans la salle d'accouchement, était de la dimension d'une pièce de deux francs. La rupture des membranes fut artificielle ; le 5 mars, à onze heures un quart du soir, la dilatation était complète ; présentation o. i. d. p. réduite.

On termina l'accouchement par une application du forceps dans l'excavation, à minuit et demi, le 6 mars 1872. Le travail avait duré seize heures et demie.

Cette femme, le sixième mois de sa grossesse, entra dans les salles; elle avait un eczéma, au niveau de l'aréole, aux deux seins, et consécutivement il se déclara du côté droit une lymphangite, puis une adénite axillaire. Un abcès du sein droit se forma, et M. B. Anger, ayant constaté la fluctuation, fit une incision profonde à la partie supéro-interne du mamelon. Un pus crémeux s'écoula en abondance.

Février. Cette incision, ou mieux cette large ponction, fut maintenue béante par une petite mèche, et, après quelques jours de l'application d'un cataplasme, la femme vit s'amender les accidents fébriles; la tuméfaction s'affaissa, et la douleur disparut.

Un mieux notable s'était manifesté; la petite plaie était presque entièrement cicatrisée, lorsque apparurent les douleurs de l'enfantement.

L'accouchement fut lent; la femme affaiblie par la suppuration de son abcès mammaire, on résolut de terminer l'accouchement par le forceps.

Nous passons sous silence le reste de l'observation, qui n'a pour nous aucun intérêt, et nous arrivons à l'influence de la suppuration sur la marche de la grossesse. Pendant le siége de Paris par les Allemands, je remplissais les fonctions d'interne à la Salpêtrière (section des varioleuses) : j'ai été témoin de plusieurs avortements, au moment où les pustules commençaient à se dessécher. Il est vrai que j'en ai observé quelquefois au début de la maladie, surtout dans la variole hémorrhagique ; ce qui semblerait concorder en partie avec l'opinion de M. Gariel (thèse de Paris, 1837). Cet auteur attribue, en effet, l'avortement aux douleurs lombaires qui apparaissent à la période d'invasion de la maladie. Mais, si l'on consulte les statistiques, on voit que le plus souvent cet accident se produit pendant la suppuration. Il en est de même pour la fièvre typhoïde : c'est presque toujours à la fin du deuxième septénaire, alors que les plaques de Peyer sont ulcérées et en pleine suppuration, que l'avortement se produit.

Le pus semble donc avoir une influence nuisible sur l'embryon; mais il faut tenir compte des phénomènes généraux qui accompagnent la pyogénie, et qui ont évidemment sur l'économie tout entière, et sur l'utérus en particulier, un retentissement redoutable.

En est-il de même lorsqu'une solution de continuité, accidentelle ou chirurgicale, existe chez une femme grosse et bien constituée? Il est certain que, si la fièvre traumatique est faible, si la suppuration n'est pas très-abondante, si elle est de bonne nature, on aura des chances pour ne pas voir arriver l'avortement. Néanmoins, on doit être fort circonspect, car cet accident, quoique plus rare que dans les maladies à phénomènes généraux graves (pneumonie, fièvre typhoïde, variole), est à craindre. Dans l'observation XVI, l'ouverture de l'abcès remontait à seize jours, et le pus coulait en abondance depuis cette époque, lorsque l'accouchement prématuré eut lieu. Dans l'observation XVII, la suppuration était établie depuis une huitaine de jours, lorsque le travail commença ; la femme était enceinte d'un peu plus de huit mois. Au surplus, dans l'un et l'autre cas, tout alla pour le mieux. Souvent il n'en est pas ainsi : la mère et l'enfant succombent quand la grossesse n'est pas très-avancée.

Observ. XIX. — Fistule à l'anus chez une femme enceinte de huit mois. — Opération. — Accouchement prématuré. — Mort, trois jours après.

Le 13 juin 1691, je vis une jeune femme, accouchée depuis deux jours de son premier enfant, au terme de huit mois, à laquelle un chirurgien avait fait fort à contre-temps, depuis trois semaines, l'opération de la fistule à l'anus avec des incisions vers une des fesses, de la longueur de la paume de la main et de la profondeur de trois travers de doigt. Si j'eusse été appelé, devant que de faire une si grande opération à cette femme, j'aurais été du sentiment de lui faire seulement une simple ponction avec la lancette, pour donner issue à la matière de l'abcès qui s'était formé en cette partie, et de différer cette dangereuse opération jusque après son accouchement, qui, ayant été accéléré par les cruelles douleurs que cette femme souffrait journellement en pansant son énorme plaie, la mit dans un très-évident péril de la mort, que je crus lui devoir arriver dans peu lorsque je la vis, ainsi que je le connus par la tension douloureuse de son ventre, par la fièvre maligne avec une grande oppression dont elle était travaillée, ayant un pouls dur et très-fréquent, et de grandes faiblesses, avec une entière suppression de ses vidanges ; de sorte que l'on pouvait manifestement connaître en ce temps que cette opération lui avait été un remède beaucoup plus préjudiciable que sa maladie, comme je l'avais bien dit à un de mes confrères avec qui j'avais déjà vu cette femme douze ou quinze jours avant son accouchement. Elle mourut un jour après que je l'eus vue en si mauvais état. (Mauriceau, t. II, p. 506 et 507. Paris, 1738.)

Observ. XX. — Rétrécissement du rectum. — Opération. — Avortement.

M. Richet a eu l'occasion de faire l'excision d'un rétrécissement du rectum sur une femme enceinte de trois mois ; elle avorta. Toutefois, elle guérit de sa plaie, sinon du rétrécissement, qui ne tarda pas à se reproduire.

Observ. XXI. — Abcès de l'épaule. — Femme enceinte ; ponction. — Accouchement prématuré. — Guérison.

Une femme, enceinte de trois mois, entre à l'hôpital Saint-Antoine dans le service de M. Labbé. Elle est atteinte d'un abcès siégeant autour de l'articulation humérale. C'est pour la seconde fois qu'elle présente cet accident. Après avoir fait une ponction, on passe un drain, le pus s'écoule facilement. Le soir de l'opération, la femme est prise de douleurs et accouche d'un enfant de sept mois et demi environ, qui ne tarda pas à succomber. La femme put se rétablir, et elle sortit complétement guérie de l'hôpital.

Ces deux observations sont tirées de la thèse de M. E. Petit.

Dans ce dernier cas, c'est évidemment à l'apparition de la fièvre traumatique que l'avortement doit être attribué, quoique l'auteur n'en fasse pas mention.

Si certaines lésions ne déterminent aucun accident chez les femmes enceintes, en est-il de même de leurs complications inflammatoires? Cette question a été le sujet d'une discussion assez vive au sein de la Société de médecine de Lyon, à l'occasion d'un Mémoire de M. Valette. (Voy. le *Lyon médical*, 18 février 1872.) M. Poncet, après avoir rappelé les conclusions de ce travail, ne cherche point à les contredire ; il prétend seulement que, si le traumatisme n'est pas la cause réelle de l'avortement, il en est parfois la cause occasionnelle, vu les phlegmasies qu'il entraîne à sa suite. Il est impossible, en effet, dans certains cas, d'attribuer l'avortement soit au choc, soit à la fièvre traumatique, soit même enfin à l'hémorrhagie, parce que cet accident a eu lieu à une période où ces phénomènes morbides étaient passés. M. Verneuil accepte cette manière de voir, et même il semble admettre que ce sont les complications du traumatisme en général, et non la lésion primitive, qui le plus souvent déterminent l'avortement. Un grand nombre de faits paraissent donner raison à ce chirurgien ; nous n'avons qu'à rappeler, en effet, que les plus grandes opérations ont été pratiquées pendant la grossesse, sans pour cela qu'il y ait eu avortement, du moment qu'il ne surgissait aucune complication inflammatoire. M. Guéniot signale un fait où la chute d'un lieu fort élevé ayant déterminé une plaie contuse très-étendue, n'a pas entravé la marche de la grossesse.

Parmi ces complications nous comprenons surtout l'érysipèle, l'angioleucite, la phlébite ; dans les quelques exemples que nous avons sous les yeux, c'est toujours ces trois phlegmasies qui ont amené, soit l'avortement, soit l'accouchement prématuré. Ces phénomènes intercurrents sont-ils plus fréquents chez la femme enceinte que chez la femme en vacuité? Il est difficile de résoudre un semblable problème, il faut attendre pour cela de nouveaux faits.

Autre question : Comment agissent ces phlegmasies sur le produit de la conception? On ne saurait également y répondre d'une façon catégorique ; cependant on sait le rôle que jouent la pneumonie, la pleurésie, etc., sur la marche de la grossesse. Généralement ces affections, la première surtout, amènent l'avortement, mais on ignore leur action directe, effective; il en est de même pour les complications inflammatoires des plaies.

Observ. XXII. — Amputation sus-malléolaire chez une femme enceinte de deux mois. — Érysipèle. — Avortement. — Guérison.

Une femme de 27 ans ayant eu déjà deux accouchements à terme et sans accidents, entra à l'hôpital pour une ostéo-arthrite du pied gauche datant de douze ans. Les règles s'étant montrées dans les premiers jours de novembre 1871, rien ne faisait soupçonner une grossesse. Amputation sus-malléolaire le 18 du même mois par M. Ollier. — Bandage ouaté et silicaté. — Pendant les six premiers jours la température ne dépasse pas 38°, le pouls oscille entre 80 et 90.

Le 25, petit frisson. Le soir, signes d'adénite inguinale; on enlève le bandage. Cataplasmes de fécule; pouls à 130; température rectale 40°,7.

Le lendemain, érysipèle étendu du moignon à la partie moyenne de la cuisse.

Le 27, apparition de règles abondantes; on prescrit 10 gouttes de perchlorure et plus tard 50 cent. d'ergot de seigle. La métrorrhagie continue quoique faiblement.

Le 4 décembre, dans l'après-midi, expulsion sans douleurs d'un œuf de deux mois à deux mois et demi pesant 80 grammes. Le soir, cessation de la métrorrhagie. L'érysipèle avait été très-bénin, au moment de l'hémorrhagie, il n'en restait que quelques traces douteuses à la jambe. (*Lyon médical*, 18 février 1872. — M. Poncet.)

Observ. XXIII. — Cancer du sein chez une femme enceinte. — Opération. — Érysipèle phlegmoneux. — Accouchement prématuré. — Mort au bout de six jours.

M. Bérard a enlevé un cancer du sein à une femme grosse de huit mois. La rapidité avec laquelle la tumeur semblait marcher dans les derniers temps, les douleurs excessives dont elle était le siége, la crainte que le travail de la sécrétion laiteuse ne vînt aggraver les accidents et compromettre ultérieurement le succès d'une opération que semblaient recommander actuellement le bon état de la santé générale et l'intégrité des ganglions de l'aisselle, ont décidé le chirurgien à agir. L'opération n'a pas présenté de difficulté; la tumeur est de nature squirrheuse, peu vasculaire, assez superficielle et envoie quelques prolongements dans l'épaisseur de la mamelle, qui elle-même est le siége d'un abcès de bonne nature. Quinze jours plus tard, M. Bérard annonce que son opérée est dans un état très-satisfaisant. La plaie marchait rapidement vers la cicatrisation, lorsque, le vingtième jour de l'opération, à la suite d'imprudences réitérées, il survint du frisson, des vomissements, des sueurs. Le pouls présenta dès lors et jusqu'à la fin une fréquence et une petitesse remarquables. La respiration était courte et fréquente, il survint des douleurs vives dans l'épaule du côté opposé, puis, dans le bras, l'avant-bras et les mollets avec de la rougeur et de la tuméfaction. La langue se sécha, il survint un peu de délire, la malade mourut au bout de six jours. L'accouchement était survenu au début de ces accidents. On avait observé la fièvre de lait, et les lochies s'étaient montrées bien que peu abondantes. L'enfant, âgé de huit mois et demi, a vécu.

A l'autopsie, on a trouvé les poumons légèrement œdémateux;

un peu de sérosité sanguinolente dans plusieurs séreuses. Du reste, aucune trace de péritonite, aucune altération de l'utérus, ni des vaisseaux ni des parois du bassin. Il y avait dans l'avant-bras et les mollets une sanie sanguinolente infiltrée dans le tissu cellulaire. Point d'abcès métastatique, mais, dans le foie, des plaques d'un blanc grisâtre, dont il ne s'écoule pas de pus à la pression ; assez ferme et entouré d'un tissu sain, et qui, suivant M. Cruveilhier, ne serait pas autre chose que du tissu cancéreux. (Bérard. — (*Bulletins de la Société anatomique*, t. XV, 1840.)

Observ. XXIV. — Grossesse de sept mois. — Abcès de la grande lèvre ouvert avec le bistouri. — Angioleucite. — Adénite inguinale. — Avortement. — Ovarite. — Péritonite généralisée. — Mort au onzième jour. (M. Verneuil.)

D..., âgée de 19 ans, domestique de petite taille, bien constituée, est enceinte de six mois; la grossesse a bien marché jusqu'à ce jour. Entrée à l'hôpital Lariboisière, le 27 novembre, pour un abcès de la grande lèvre droite qui provoque d'assez vives douleurs.

Le 29, la lèvre est très-gonflée et très-sensible au toucher, la fluctuation est très-évidente; la muqueuse est encore assez épaisse et l'ouverture spontanée n'est pas encore proche. C'est pourquoi je fais une incision de 2 centimètres perpendiculairement à l'axe vertical de la tumeur. Issue par un jet de deux bonnes cuillerées de pus très-fétide, l'incision de la muqueuse fournit une assez grande quantité de sang veineux. La compression avec le doigt n'arrêtant pas l'écoulement, je place entre les lèvres de l'ouverture un plumasseau de charpie qu'on devra enlever aussitôt l'hémostase obtenue. Cataplasme sur la région. La charpie est laissée en place jusqu'au lendemain. Je la retire; elle est imprégnée de pus infect. Je prescris des injections détersives iodées dans le foyer. La lèvre reste enflée, mais la sensibilité au toucher a presque disparu.

Le 2 décembre, fièvre intense, nuit agitée, malaise, soif, anorexie. L'abcès ne fournit que très-peu de pus. On constate une angioleucite partant de la grande lèvre, et aboutissant à deux ganglions inguinaux tuméfiés et douloureux au toucher. Purgatif salin, friction avec l'onguent napolitain belladoné, cataplasmes.

Les jours suivants, les accidents fébriles cèdent un peu sans disparaître entièrement. L'adénite grossit, mais ne tend pas à suppurer. Le 8 et le 9, des douleurs abdominales et des contractions utérines annoncent l'imminence d'une fausse couche, qui a lieu en effet le 10 dans la nuit. L'enfant, né vivant, succombe deux heures après.

L'état général semble s'améliorer, mais il existe une grande sensibilité dans la fosse iliaque droite et la fièvre ne tombe pas.

Le 12, frisson intense, douleurs atroces dans le bas-ventre, vomissement, ballonnement de l'abdomen. En dépit d'une thérapeutique énergique, sangsues, large vésicatoire, purgatif, onction mercurielle. La péritonite poursuit sa marche et amène la mort le 15 décembre.

L'autopsie montre une collection purulente considérable, remplissant tout le petit bassin et la fosse iliaque droite. Le pus entraîné par le lavage : on reconnait une ovarite suppurée, avec dilatation et rupture de la trompe correspondante.

Observ. XXV. — Épanchement traumatique de sérosité chez une femme enceinte. — Eschare. — Érysipèle. — Avortement. — Marche vers la guérison. (Recueillie par M. Bourdon, interne des hôpitaux.)

C .. (Marie), enceinte de trois mois, a été blessée par les éclats d'une machine à vapeur. A son entrée à l'hôpital Lariboisière (service de M. Verneuil), le 6 février 1872, onze jours après l'accident, elle présentait une contusion étendue de la moitié gauche du ventre avec épanchement séro-sanguin abondant, et une vaste eschare existait à la fesse et à la région sacrée et était soulevée par une collection de liquide. L'eschare se détacha et la tumeur donna issue à de la sérosité purulente, le 11 février.

Le lendemain, la température était à 38°, et il y eut un frisson; le 13, un érysipèle se déclara, la malade avait une température de 39°; des douleurs assez vives existaient dans le bas-ventre et dans la plaie.

Le *jeudi* 15, la malade avorta, les douleurs persistèrent, la température monta à 40°. L'érysipèle suivit son cours, et après s'être promené sur le tronc arriva à son terme, et la plaie de la fesse marche actuellement vers la guérison.

Observ. XXVI. — Enchondrome du tibia. — Grossesse de quatre mois. — Amputation de la cuisse. — Infection purulente. — Avortement. — Mort. (Communiquée par M. Marchand, interne des hôpitaux).

Une femme entra dans le courant de juin 1869, à l'hôpital de la Pitié, service de M. le professeur Broca ; elle portait une volumineuse tumeur à l'extrémité supérieure du tibia, occupant la région antéro-interne de cet os, et dont la circonférence mesurait 45 centimètres. La peau qui la recouvrait était lisse, tendue et adhérait intimement à cette masse morbide qui était dure et élastique ; en un point cependant, elle présentait de la résistance. Le début de cette tumeur remontait à deux ans ; et depuis quelque temps elle grossissait à vue d'œil, si bien que M. Broca, sachant que cette femme était grosse, se vit à son grand regret obligé de faire l'amputation de la cuisse.

21 *juin*. On taille deux lambeaux (un postérieur et l'autre antérieur), très-longs et très-épais. On applique quelques points de suture.

22 *juin*. On enlève les épingles de la région interne de la plaie; pas de réunion. Il s'écoule un peu de pus.

23 *juin*. La malade a bien dormi. Les épingles de la région externe sont retirées. Pas de cicatrisation. On applique des bandelettes collodionnées.

28 *juin*. La suppuration est moins abondante, elle a une odeur fétide, très-désagréable. T. Ax., 37°,4.

29 *juin*. La fièvre augmente. T. Ax., 38°,2.

30 *juin*. La malade est agacée. T. Ax., 38°,4.

1er *juillet*. A huit heures du matin, frisson très-accentué. Vomissements dans la journée. T. Ax., 38°,4.

2 *juillet*. Trois frissons très-forts. La suppuration du moignon est très-amoindrie. État moral bon, malgré la gravité de l'état général.

3 *juillet*. Deux frissons, l'un à deux heures du matin, l'autre à cinq heures et demie. Vomissements dans la journée. T. Ax., 39°,2.

4 *juillet*. Teinte subictérique de la peau. T. Ax, 40°,1. A quatre heures du soir, elle avorte d'un fœtus de quatre mois.

5 *juillet*. L'hypochondre droit est très-douloureux. T. Ax., 38°,2.

6 *juillet*. T. Ax., 39°,4.

7 *juillet*. Mort.

Autopsie. Pas d'abcès métastatiques dans le foie. Quelques foyers superficiels dans les poumons. Vaste abcès dans la profondeur du moignon ayant séparé le périoste de l'os.

Aux faits précédents nous joindrons le suivant, que nous avons rencontré dans les Archives générales de médecine (1834). M. Maingault lit un rapport à l'Académie sur une observation adressée par M. Tollé (de Niort), ayant pour sujet un avortement suivi de mort, et que l'auteur attribue à une phlébite déterminée elle-même par une saignée. L'observation détaillée n'a pas été publiée.

C'est bien aux complications inflammatoires, qui sont survenues à la suite d'opérations sanglantes que sont dus les exemples d'avortement que nous venons de rapporter; il me semble impossible de leur trouver une autre cause. Plus rarement, il est vrai, l'avortement se produit à l'occasion de plaies légères, telles que ponctions, scarifications, saignées, etc...; dans ces cas, comment se rendre compte du phénomène? Là, en effet, l'érysipèle, l'angioleucite, la phlébite, ne peuvent être invoquées comme cause occasionnelle, puisque la suppuration est nulle.

Ce phénomène morbide est dû tout simplement à une action réflexe; voici comment on peut l'expliquer : l'irritation produite par la lésion sur les nerfs sensitifs de la région se transmettant comme toute impression de quelque nature qu'elle soit à la moelle épinière, les nerfs moteurs qui partent de ce centre nerveux et qui vont se distribuer à l'utérus, agissent, et les muscles qui composent la matrice se contractent; dès lors l'expulsion de l'embryon ou du fœtus a lieu dans un temps relativement très-court.

Est-il possible dans les cas que nous signalons plus loin de placer cet accident sur le compte de maladies qui atteignent le produit de la conception? Non assurément, puisque la grossesse avait suivi jusque-là son cours normal, et qu'il a fallu cette circonstance toute fortuite pour l'entraver. D'autre part, doit-on le mettre sous la dépendance de l'émotion de la mère, qui survient généralement lorsqu'une opération quelconque est pratiquée sur une femme, soit pendant la grossesse, soit même dans l'état de vacuité? Le fait serait possible: on a vu fréquemment des femmes avorter à propos de la cause la plus légère; une frayeur suffit dans quelque cas pour déterminer l'expulsion de l'œuf ou du fœtus. Je dois dire que les opérations qui ont occasionné cet accident sont le plus souvent insignifiantes. En effet, dans les observations que nous racontons plus loin, une lancette, un trocart ont suffi pour pratiquer l'opération; une seule fois il a fallu ouvrir largement la paroi abdominale afin d'extraire un kyste de l'ovaire. Dans tous ces faits doit-on admettre une simple coïncidence entre la plaie et l'avortement, la femme étant prédisposée à la fausse couche? Ceux que nous avons pu recueillir ne nous permettent pas de trancher catégoriquement la question; cependant nous ferons remarquer que tout cela nous paraît fort hypothétique. En somme, pour quel motif l'incision ou la piqûre faite sur un point quelconque de l'économie pendant la gestation ne déterminerait-elle pas des contractions utérines assez puissantes et assez énergiques pour provoquer, dans un bref délai, l'expulsion du produit de la fécondation? D'autant plus qu'il est admis par tous les accoucheurs que la contractilité de l'utérus augmente pendant la grossesse et le travail, que cette fonction se continue même durant les premiers jours de l'état puerpéral.

Nous avons dit, plus haut que les observations que nous possédons ne sont malheureusement pas assez nombreuses pour élucider cette grave question : les unes ont trait à des avortements occasionnés par des blessures placées loin des organes génitaux, les autres ont été faites près de la vulve, enfin d'autres sur l'utérus lui-même. Cependant, elles sont bonnes à connaître, afin que, le cas échéant, on se tienne sur ses gardes ; les voici :

Observ. XXVII. — Ascite. — Femme enceinte de six mois. — Ponction. — Avortement. — Guérison.

Femme, âgée de 30 ans, devenue hydropique pendant sa grossesse. La maladie fit des progrès rapides, de telle sorte que dans les premiers jours du sixième mois tous les accidents dus à l'hydropisie se déclarèrent. Quand Scarpa la vit, elle était presque agonisante, la peau du ventre était livide, l'ombilic proéminent, les hypochondres très-élevés et très-tuméfiés, les membres inférieurs gonflés de manière que la peau menaçait de se rompre. L'élévation du col de l'utérus et les symptômes des premiers mois de la conception ne laissaient aucun doute sur la grossesse, quoique la femme n'eût senti jusqu'alors aucun mouvement du fœtus. D'ailleurs on reconnaissait évidemment un épanchement de sérosité dans l'abdomen, mais le choc des eaux produit par la percussion n'était pas égal partout : il était faible, obscur à l'hypogastre et sous les côtes ; manifeste aux hypochondres supérieurs, fort et vibrant pour ainsi dire à fleur de peau dans l'hypochondre gauche près du bord du cartilage des fausses côtes. Comme il n'était pas certain qu'il y eût hydropisie de l'utérus avec l'hydropisie ascite qui était évidente, et que l'imminence du danger causé par la suffocation nécessitait une prompte évacuation du liquide, le professeur Scarpa se décida à pratiquer seulement la paracentèse de l'abdomen. Ayant remarqué qu'on sentait plus manifestement qu'ailleurs la fluctuation et le choc des eaux dans l'hypochondre gauche près du bord des fausses côtes, ce fut dans cette région, quoique inusitée pour cette opération, qu'il perça l'abdomen avec la certitude de ne blesser ni le corps de l'utérus ni aucun des viscères qui l'entourent. En effet, le trois-quarts fut introduit entre le côté externe et supérieur du muscle droit et le bord des fausses côtes de l'hypochondre gauche et donna issue à dix ou douze pintes d'eau limpide et inodore. Après cette évacuation, la malade, au lieu de se trouver mal, reprit au contraire de la force et de l'énergie; la respiration devint plus facile, et l'écoulement du liquide laissa distinguer facilement la circonférence de l'utérus fécondé. La malade s'endormit profondément pendant trois heures, après avoir pris une tasse de bouillon et quelques cuillerées de vin généreux; évacuation abondante d'urine dans le reste de la journée et pendant la nuit. Le lendemain, sueur générale, retour de l'appétit. La nuit suivante, accouchement de deux enfants, qui moururent au bout de quelques instants; il y avait eu une énorme quantité d'eaux expulsées en même temps. Tout se termina d'ailleurs parfaitement. Le dixième jour après l'opération, la piqûre était cicatrisée et le gonflement des membres considérablement diminué. Le quatorzième jour, convalescence complète. Cette femme eut peu d'années après deux couches très-heureuses.

Autres exemples de ponction dans l'ascite chez la femme enceinte suivis d'avortement. Le docteur Cruch, chirurgien de l'hôpital de Pavie, a pratiqué deux fois la paracentèse dans le cas de grossesse compliquée d'ascite, suivant la méthode d'Ollivier. La première femme accoucha trois jours après l'opération dans le neuvième mois d'un enfant vivant, la deuxième six jours après la paracentèse de deux enfants morts; elle se rétablit. [Ollivier (d'Angers), *Archives de médecine*, T. VI, p. 178, 1824[1].]

Observ. XXVIII. — Ligature de la fémorale sur une femme enceinte de trois mois. — Avortement. — Métro-péritonite. — Mort.

La nommée Catherine, âgée de 25 ans, portait depuis plusieurs années une tumeur volumineuse à la partie supérieure de la jambe gauche développée dans la tubérosité du tibia ; pulsative, elle était soulevée par des battements isochrones à ceux des artères. Au mois de janvier 1844, le développement de la tumeur était devenu si considérable, que la perforation était imminente. On se décida à pratiquer la ligature de l'artère crurale, comme étant le seul moyen de prévenir les accidents qui menaçaient la vie de cette femme. La ligature de l'artère est faite le 26 janvier 1844 ; l'artère est liée à la partie moyenne de la cuisse. D'abord aucun accident; pendant

[1] Petit (E.), *loc. cit.*, 1869, p. 84.

plusieurs jours la malade fut dans un bon état. Les battements avaient cessé dans la tumeur, dont la diminution était sensible lorsque des douleurs utérines accompagnées de pertes de sang abondantes se déclarèrent, et furent bientôt suivies d'un avortement. La malade était enceinte de trois mois au moment de l'opération. Elle succomba aux suites d'une métro-péritonite, douze jours après la ligature. (Thèse de Machenaud. Paris, 1868, p. 72.)

Les faits qui suivent ont trait à des opérations pratiquées sur les organes génitaux eux-mêmes; l'avortement ou l'accouchement pré maturé eurent lieu peu après et déterminèrent des accidents sérieux.

Observ. XXIX. — Œdème de la vulve chez une femme enceinte de quatre mois. — Scarifications. — Avortement. — Mort.

Le 2 juin 1672, j'ai vu une femme qui avait depuis quinze jours une très-grande enflûre des lèvres de la vulve comme aussi des cuisses et des jambes ; ce qui lui était arrivé par un très-grand dépôt qui s'était fait sur ces parties et sur la matrice, où elle sentait une grande douleur lorsqu'on comprimait de la main médiocrement son ventre, qui était assez enflé pour faire croire que cette femme était grosse, quoiqu'elle n'eût pas eu ses menstrues depuis quatorze mois entiers, qu'il y avait longtemps qu'elle était accouchée de son deuxième enfant : leur suppression pouvant être attribuée à l'état maladif où elle avait été, ayant eu les fièvres pendant les huit premiers mois, ou à la grossesse qui avait succédé à la bonne disposition où elle avait été après sa maladie durant quelques mois. Mais comme elle n'avait encore senti aucun mouvement d'enfant et que son sein était fort flasque, et qu'on ne la pouvait toucher par le bas pour examiner la disposition de la matrice, à cause de la grande enflûre des lèvres de la vulve qui en empêchait, je lui dis que quoique je ne pusse pas l'assurer positivement de sa grossesse, dont j'avais un grand soupçon, je lui conseillais de se traiter en femme grosse, et qu'on pouvait néanmoins lui faire quelques scarifications aux deux lèvres extérieures de la vulve, pour donner par ce moyen issue à une grande abondance de la sérosité dont elle était si extraordinairement tuméfiée, qu'il y avait danger que la mortification n'y arrivât; ce qui, ayant été exécuté par son chirurgien ordinaire seulement deux jours ensuite, il sortit par les scarifications qu'il y fit une très-grande abondance d'eau durant plusieurs jours, qui fit désenfler considérablement toutes ces parties, et quelques jours après, cette femme accoucha de deux enfants de quatre mois environ, dont elle était grosse, comme je l'avais bien soupçonné. L'un de ces enfants était vivant, et l'autre était mort en son ventre et avait été vraisemblablement cause, par la mauvaise impression que sa corruption avait faite en la matrice, d'une disposition inflammatoire qui y était arrivée et qui, s'étant communiquée jusqu'aux parties extérieures, les fit tomber en mortification et fit mourir cette femme le troisième jour, comme je l'avais bien prédit le jour précédent en la voyant. (Mauriceau, Paris, 1738, p. 54-55.)

Naegelé et Kiwisch ont vu se produire l'accouchement avant terme à la suite de scarifications faites pour diminuer l'œdème des grandes lèvres. — La fréquence des accidents de ce genre, leur gravité parfois, commandent la plus grande réserve. On ne pratiquera des mouchetures à la vulve que dans les cas où les tissus, étant fortement œdématiés et tendus, sont exposés à se rompre au moment du passage de la tête du fœtus et à se gangrener ensuite. Dans la plupart des cas, l'application des compresses imbibées d'eau froide sur les parties génitales suffira pour amener le dégorgement des parties tuméfiées.

Dans les faits suivants, l'avortement a été occasionné par des opérations pratiquées sur le col de l'utérus lui-même.

Observ. XXX. — Grossesse de trois mois. — Polype utérin. — Torsion. — Avortement.

Une multipare accouchée depuis trois ans avait eu depuis un an des règles plus abondantes, et à leur suite un écoulement leucorrhéique. Il y a trois mois, elle eut tous les signes de la grossesse, puis les symptômes d'un avortement : sa santé s'améliora et elle n'eut plus de pertes. Un jour, elle fut prise de douleurs violentes accompagnées d'hémorrhagies graves ; au côté droit et postérieur du col je trouvai un polype de peu de volume, inséré par un pédicule grêle; l'utérus volumineux était abaissé. Je fis la torsion du polype. Au bout de quelques heures, elle expulsa un œuf de trois mois qui avait dû être retenu sept semaines dans la cavité de l'utérus. (Lever, in *Guy's Hosp. Rep.*, 1842, 1re s., vol. VII, p. 71.)

Observ. XXXI. — Grossesse de six semaines. — Polype utérin. — Ligature. — Avortement. — Mort.

M. Aston Key me pria, en mars 1841, de voir la femme d'un commerçant qu'on disait dangereusement malade à la suite d'un avortement ; cette femme, mère d'un seul enfant, était âgée de 26 ans ;

elle portait les signes bien caractérisés d'une attaque de métro-péritonite; voici les commémoratifs : elle jouissait de sa santé habituelle, robuste, quand, il y a cinq semaines, elle eut une métrorrhagie très-forte, sans qu'elle pût s'en rendre raison. Elle ne consulta pas aussitôt, mais comme les pertes continuèrent, elle prit conseil d'un médecin, qui lui prescrivit les acides minéraux et le repos. L'hémorrhagie ne cessant pas, il l'examina et reconnut un polype du volume d'une petite pomme croissant sur la lèvre antérieure du col et unie à lui par un épais pédicule. Ni la malade, ni le médecin n'eurent un soupçon de l'état de grossesse. L'on fit la ligature, qui se sépara avec le polype au bout de deux jours. Elle fut assez imprudente pour se lever; sur ce, des douleurs survinrent, et un œuf de six semaines fut expulsé. Le ventre resta douloureux et la sensibilité prit une grande intensité. Elle eut un frisson, des vomissements de matières verdâtres; le ventre douloureux devint tympanitique, enfin le pouls s'affaiblit et le collapsus fut prononcé. C'est dans cet état que je la vis : elle mourut quatre jours après l'avortement, et trente heures après ma première visite. (Evans, in *Ingleby Obstetric Med.*, p. 146.)

Est-ce à l'hémorrhagie occasionnée par la présence du polype ou bien à l'opération que doit être attribué l'avortement dans les deux cas précédents? La réponse serait difficile si, dans l'une et l'autre observation, l'accident s'était produit longtemps après la torsion. Mais comme, du récit de ces deux chirurgiens, il résulte que l'avortement est survenu immédiatement après l'ablation du polype, c'est sur le compte de l'opération qu'il doit être mis. Pendant la gestation le col doit plus, que tout autre organe, être entièrement respecté; si, par méprise, on y touche, on expose la femme aux accidents les plus sérieux. En 1868, dans le service de M. Broca, une femme enceinte de trois mois, cachant avec soin sa grossesse, était atteinte d'une ulcération considérable du col; elle fut cautérisée à deux reprises avec le fer rouge. Après la première cautérisation, aucun accident. Après la seconde, douleurs abdominales vives, avortement, péritonite généralisée, mort en cinq jours. A l'autopsie, on trouva tous les signes d'une péritonite généralisée[1].

[1] Lucas-Championnière, Thèse, 1870, p. 68.

DEUXIÈME PARTIE

DES ACCIDENTS DES PLAIES PENDANT L'ÉTAT PUERPÉRAL

Qu'entend-on par état puerpéral ?

Chaque médecin comprend l'état puerpéral à sa façon, et quoiqu'on ait discuté beaucoup sur cette dénomination, il est plus que douteux qu'on parvienne à se mettre jamais d'accord.

Legroux, ancien médecin à l'Hôtel-Dieu, désignait sous le nom de grand état puerpéral l'ensemble des phénomènes qui se produisent chez une nouvelle accouchée, et de petit état puerpéral les modifications que subit l'organisme pendant la grossesse et la lactation. Il y a donc, selon cet auteur, deux états puerpéraux. M. Tarnier, dans sa thèse inaugurale (1857), a adopté cette distinction. M. Lorrain étend la puerpéralité jusqu'aux nouveau-nés, et les maladies dont ils peuvent être affectés sont rangées dans le même cadre que celles de la femme récemment accouchée. Monneret avait une classification moins vaste : pour lui, l'état puerpéral commençait avec la fécondation pour finir au retour de couches.

Voici ce que le professeur Pajot dit à propos de l'état puerpéral : « Ce n'est ni l'état de grossesse, ni l'état de travail; la grossesse prépare la puerpéralité mais ne la constitue pas; pour que l'état puerpéral existe, il faut qu'il y ait plaie physiologique dans l'utérus, donc décollement du placenta. » Cette dernière opinion était celle de van Swieten, qui considérait la femme accouchée comme un grand amputé dont les petits vaisseaux ne s'oblitèrent que quelque temps après la séparation du fœtus. L'Anglais West pense de même. En résumé, l'état puerpéral créé par la fécondation ne se termine qu'à la lactation pour les uns; il commence avec la délivrance et finit au retour de la menstruation pour les autres.

L'opinion qui me paraît le mieux concorder avec les faits est celle de M. Pajot; c'est bien, en effet, au traumatisme des organes génitaux et du périnée que sont dus les accidents redoutables dont la femme est assaillie immédiatement après l'accouchement. L'utérus n'ayant repris son volume normal que soixante-dix jours après l'accouchement, cette date sera la limite de l'état puerpéral.

I

DES MODIFICATIONS DES ORGANES GÉNITAUX PENDANT L'ÉTAT PUERPÉRAL

On peut dire, d'une façon générale, que tous ces organes tendent à reprendre leur forme, leur volume, leur direction primitifs. Aussitôt après la délivrance, l'utérus est encore contenu tout entier dans la cavité abdominale, et si on palpe le ventre, on sent une tumeur formée par la matrice qui s'élève au-dessus du pubis et dont la longueur est de 25 à 30 centimètres, sur 16 ou 18 de large. Les parois en sont considérablement amincies, et si on examine la face interne de cet organe, on la trouve encore remplie de caillots mous non adhérents, que le lavage fait disparaître. Au-dessous, on aperçoit des houppes filamenteuses nombreuses, on y distingue même des petits vaisseaux remplis de sang coagulé. Quelques jours après, on aperçoit à l'orifice des vaisseaux des caillots dont l'extrémité est libre dans la cavité utérine. Au niveau de l'insertion du placenta, il existe une surface anfractueuse où le sang vient se loger, et dont il est très-difficile quelquefois de le chasser, si bien que certains auteurs l'ont considéré comme des cotylédons placentaires.

La cavité du col est rouge, parfois brunâtre; la muqueuse est résistante, épaisse; les bords de cet organe sont mous et inégaux, ses lèvres sont échancrées en plusieurs points, déchirées même.

Les ligaments larges et les ligaments ronds, tiraillés pendant la grossesse, sont relâchés.

Le vagin est agrandi, son tissu est flasque, sa muqueuse ne présente plus de rides, elle est amincie. Les grandes lèvres sont distendues, le périnée est mou, souvent il est déchiré; la fourchette est rompue.

Ces changements, qui sont dus à la grossesse et à la parturition, ne tardent pas à disparaître; c'est ainsi qu'on voit, pendant les deux ou trois premiers jours qui suivent l'enfantement, les dimensions prodigieuses de l'utérus diminuer rapidement. Ses parois deviennent plus épaisses et plus consistantes. Les vaisseaux utérins s'affaissent, le tissu musculaire passe du rouge clair au rose sale, grisâtre.

C'est à partir du quatrième jour que commence la dégénérescence des fibres-cellules de l'utérus.

D'après Retzius, elles subissent en partie la dégénérescence granulo-graisseuse, s'atrophient, puis disparaissent. Selon Hamilton et M. Robin, ce serait à la diminution en qualité et en quantité de ces fibres que serait due la rétraction utérine. Les vaisseaux de tout ordre subissent un travail régressif analogue; les veines y perdent leurs parois musculaires supplémentaires.

La muqueuse utérine est le siége d'un travail réparateur; rosée et peu résistante au raclage après l'accouchement, elle acquiert bientôt de la consistance, de l'épaisseur; des vaisseaux nombreux provenant du tissu musculaire utérin viennent la parcourir en tout sens et lui donner de la vitalité. Ce n'est guère néanmoins que vers le soixante-dixième jour qu'elle a acquis l'aspect d'une muqueuse (Wieland).

Le col reprend peu à peu les dimensions qu'il possédait avant la grossesse; toutefois il n'a plus sa forme conique; ses lèvres, ramollies et échancrées, deviennent un peu plus fermes et se cicatrisent; sa muqueuse ne change pas d'aspect.

Le temps au bout duquel ce retour à l'état normal s'est opéré a été fort discuté. D'après Jacquemier, ce n'est que quinze jours après l'accouchement que l'utérus est revenu dans le bassin. De son côté, Wieland s'exprime ainsi : « Jamais l'utérus n'était revenu complétement à son état antérieur à la sixième semaine, ni au deuxième mois, chez les femmes que j'ai examinées. Je n'ai pas eu l'occasion d'autopsier de femme morte entre le deuxième et le troisième mois. C'est dix ou onze semaines après l'accouchement que j'ai rencontré le col tel qu'on le trouve chez les multipares. C'est soixante ou soixante-dix jours après l'accouchement que l'organe de la gestation a repris son volume normal. »

La cavité du vagin se rétrécit, ses rides reparaissent, sa vascularisation diminue; enfin les bords de la vulve et le périnée se raffermissent.

Ce travail anatomique, qui s'opère pendant les deux premiers mois qui suivent l'accouchement, ne peut qu'avoir une influence désastreuse sur la marche des solutions de continuité situées dans le voisinage des organes génitaux, surtout si nous y joignons les troubles fonctionnels inhérents à l'état puerpéral physiologique. Nous ne parlons pas des tranchées utérines, ni de la fièvre de lait; leur existence presque éphémère, leur peu d'intensité dans la majorité des cas, ne peuvent compromettre le succès d'une opération quelconque. Il n'en est plus de même des lochies : produites par les déchirures des vaisseaux utéro-placentaires, par l'éraillement du col de l'utérus et de la muqueuse vaginale, elles ont une durée de près de trois semaines. D'abord sanguinolentes, puis séreuses, et enfin muco-purulentes, elles s'écoulent incessamment par le vagin et la vulve, qu'elles irritent, et, suivant Roux, c'était l'obstacle le plus sérieux à la réussite de la suture du périnée pratiquée peu après l'accouchement.

Ajoutons à cela les troubles qui surviennent du côté du foie pendant l'état puerpéral, et nous aurons à peu près tout ce qui peut constituer une contre-indication dans une opération chirurgicale. M. Blot a trouvé 45 fois sur 45 femmes en couches du sucre dans les urines en proportion suffisante pour être dosée. Chez beaucoup de femmes, il n'apparaît qu'à cette époque ; chez quelques-unes on en trouve auparavant, mais le plus souvent en quantité peu considérable. Si la sécrétion lactée se continue, le sucre continue de passer dans l'urine avec des variations quotidiennes encore inexpliquées. Quand la sécrétion lactée est très-abondante, la proportion du sucre est, en général, grande ; si elle est peu active, l'urine est peu sucrée. Aussi, l'examen des urines peut-il, jusqu'à un certain point, servir à juger de la valeur d'une nourrice. Si la sécrétion laiteuse est tarie ou diminuée par une cause quelconque, et notamment par le développement d'un état morbide plus ou moins grave, le sucre diminue ou disparaît complétement; si l'état morbide fait place à la santé et que la sécrétion laiteuse se rétablisse, le sucre reparaît. Enfin, les urines continuent à renfermer du sucre tant que la sécrétion laiteuse persiste. M. Blot en a trouvé des proportions très-notables, $\frac{8}{1000}$ d'urine, chez une nourrice qui allaitait depuis vingt-deux mois. Ajoutons que les urines sont d'autant plus riches en glycose, que la santé est meilleure et se rapproche le plus de l'état normal ou physiologique.

Contrairement à M. Blot, M. Tarnier a trouvé le sucre aussi fréquent et en aussi grande quantité chez les nouvelles accouchées malades que chez celles qui sont bien portantes.

C'est en 1856 que M. Blot présenta à la Société de biologie le résultat de ses recherches ; controlées par deux chimistes distinguées, Reveil et M. Berthelot; ses conclusions furent considérées comme exactes. Une année plus tard, M. Leconte vérifia à son tour les expériences de M. Blot, et il affirma que le précipité qu'on obtenait au moyen de la liqueur cupro-potassique, avec de l'urine des femmes en état puerpéral, était formé par de l'acide urique en excès. Les Allemands, à peu près à la même époque, expérimentaient de leur côté ; ils attribuèrent la réduction de la liqueur alcaline à la présence du mucus ; ils nièrent catégoriquement l'existence du sucre, prétendant qu'il était impossible avec le précipité de former de l'alcool. En 1863, M. Lecoq reprenait les expériences de M. Blot, et concluait dans le même sens que cet accoucheur. On doit donc, jusqu'à nouvel ordre, regarder le diabète puerpéral comme un fait acquis à la science.

Cette glycosurie toute physiologique n'aurait-elle aucune influence sur la production de ces vastes sphacèles que l'on rencontre parfois chez les femmes après leurs couches ? Je pose la question sans essayer de la résoudre, tout en faisant observer que les personnes glycosuriques sont plus que les autres exposées aux anthrax, aux phlegmons gangréneux, point sur lequel Marchal (de Calvi) a appelé l'un des premiers l'attention. Assurément, il se pourrait très-bien que certaines eschares se développant après l'accouchement soient dues en partie à ce trouble de la fonction glycogénique du foie.

II

HÉMORRHAGIES

Les hémorrhagies puerpérales spontanées, tant internes qu'externes, n'ont point la fréquence qu'on serait tenté de leur attribuer. Cette particularité tient à une foule de causes sur lesquelles nous avons insisté précédemment : la rétrocession progressive de l'utérus détermine l'occlusion des vaisseaux déchirés et empêche par cela même l'écoulement sanguin. D'autre part, la crase du sang, dont l'augmentation est constante pendant le gravidisme, et l'état puerpéral favorise la coagulation de ce liquide. Velpeau regardait, au contraire, la pression de la tête du fœtus sur les parois de l'utérus, pendant l'accouchement, comme la cause première de la coagulation du sang après la parturition. Ces complications redoutables ont été parfaitement étudiées par tous les auteurs classiques (Jacquemier, Cazeaux), tant au point de leur étiologie, de leur pronostic, que de leur traitement. Je n'en dirai pas autant des hémorrhagies traumatiques, de celles qui succèdent aux manœuvres chirurgicales. J'ai compulsé un certain nombre de travaux d'obstétrique publiés en France, et, à mon grand regret, je n'ai pu en rassembler que quatre exemples, et encore, ces quatre faits ont-ils été observés à la suite d'incisions pratiquées sur des tumeurs sanguines de la vulve ou du vagin. Je les relate tels quels, espérant que s'ils n'atteignent pas le but désirable, ils serviront à montrer que les incisions des thrombus, à quelque période que ce soit de leur évolution, ne sont pas toujours d'une innocuité absolue.

Les auteurs sont encore divisés sur le point suivant: Doit-on inciser les thrombus, avant pendant et après l'accouchement? ou bien doit-on chercher à favoriser la résolution de la tumeur? M. P. Dubois, dont l'expérience était connue en matière d'obstétrique, professait qu'il fallait ouvrir de suite et dans tous les cas ces épanchements sanguins, aussi bien pendant la grossesse et l'accouchement qu'après la délivrance. Sédillot aîné était absolument du même avis : il incisa avec succès chez une de ses clientes un thrombus énorme de la vulve au moment où apparurent les douleurs de l'enfantement. Il retira avec les doigts une quantité considérable de caillots mous, nettoya la plaie, et il n'y eut pas d'hémorrhagie. L'accouchement se fit naturellement. A côté de ce fait heureux, il en est d'autres dans lesquels on a été obligé de recourir aux astringents, au tamponnement du vagin pour arrêter l'écoulement sanguin. Les thrombus de la vulve et du vagin, qui se développent pendant la grossesse ou au moment du travail, n'opposent pas un obstacle bien sérieux à la sortie du fœtus. En effet, les caillots sanguins se laissent facilement aplatir et refouler par la tête, ou toute autre extrémité osseuse, et l'expulsion peut se faire sans manœuvre d'aucun genre; au reste, si le travail est ralenti, on terminera l'accouchement par la version, sans ouvrir préalablement la tumeur. On n'aura recours à ce dernier moyen que dans les cas tout à fait spéciaux.

Une fois la délivrance opérée, quelle utilité y a-t-il à inciser de suite? Aucune. Les partisans de l'incision prématurée ont avancé, pour justifier leur opinion, que l'évacuation immédiate de la poche sanguine empêche la putréfaction des caillots dans le foyer. Mais, comme le fait très-bien remarquer M. Hervieux, on est toujours averti suffisamment tôt, par les phénomènes généraux, de la suppuration du foyer, et alors on incise. Au reste, pour quel motif ces vastes épanchements sanguins ne se résorberaient-ils pas là comme dans les autres régions de l'économie? Plusieurs faits de ce genre sont consignés dans les auteurs[1]. De plus, si on incise de bonne heure, le sang ne peut se former en caillots dans la poche, et l'écoulement continue; ce fait tout physiologique n'a pas besoin de démonstration. Enfin, par cette pratique, on ouvre la porte à une suppuration abondante, en faisant communiquer l'intérieur du foyer avec l'air extérieur.

De quelle nature sont ces hémorrhagies qui surviennent à la suite de rupture ou d'incision du thrombus? Avant de répondre à cette question, nous allons rechercher l'origine du thrombus. Le sang qui s'épanche et se collecte dans le tissu cellulaire contingent aux organes génitaux est-il fourni par des veines ou par des artères, ou bien par ces deux ordres de vaisseaux réunis? Les avis sont partagés (Kronauer, *de Tumore genitalium post partum sanguine*. Bâle 1734), attribue à la déchirure des veines seulement la source du thrombus; voici comment il s'exprime : « On ne perçoit au début, à la fin, et dans le cours de la formation du thrombus, ni pulsation artérielle, ni douleur pulsative; 2° l'ouverture de la tumeur ne livre passage qu'à des caillots plus ou moins noirs, suivant l'époque de la maladie, et on ne voit jamais survenir l'hémorrhagie qui se produirait si, par l'incision, on avait pénétré dans une poche anévrysmale; 3° les veines sont plus exposées que les artères à ces dilacérations, en raison de la contexture de leurs tuniques, ensuite parce qu'elles sont plus souvent que les artères le siége de stagnation sanguine. Deneux accepte cette manière de voir. »

M. Perret affirme qu'il est impossible de nier la double participation des artères et des veines dans la formation du thrombus; il se fonde pour cela sur un fait qu'il a observé pendant son internat à la Maison d'accouchement. M. Hervieux ne se prononce pas sur cette

[1] Voy. Deneux, *Tumeurs sanguines de la vulve et du vagin*. 1832. — Blot, Thèse d'agrégation. 1853.

question ; il faut, dit-il, de nouvelles recherches pour l'élucider. Le médecin de la Maternité a parfaitement raison : on ne doit pas être trop exclusif.

Dans tous les faits publiés jusqu'à ce jour, les hémorrhagies consécutives à l'ouverture des thrombus se sont à peu près conduites uniquement comme s'il s'agissait de la déchirure d'un plexus veineux, ou d'un riche réseau capillaire ; l'écoulement avait généralement lieu en nappe. Au surplus, il importe peu pour le traitement que ce soit une veine ou une petite artère qui ait fourni le liquide, car la recherche du vaisseau rompu est très-difficile et la ligature pour ainsi dire impraticable.

Ces hémorrhagies sont toujours graves, mais non constamment mortelles. Au reste, plus l'incision de la poche est tardive, moins l'écoulement sanguin qui peut en être la conséquence est abondant, à cause de l'obstruction presque complète du vaisseau rompu par un coagulum fibrineux. Cependant M. Hervieux (*Traité des maladies puerpérales*) raconte un fait de Baudelocque, où une hémorrhagie considérable se déclara après l'ouverture d'un thrombus, dont le début remontait à près de trois semaines.

Dans la première partie de ce travail, nous avons indiqué sommairement et d'une façon générale les moyens d'arrêter une hémorrhagie traumatique pendant la grossesse, sans nous appesantir spécialement sur les cas où l'écoulement provient d'une tumeur sanguine de la vulve et du vagin qui a été ouvert par le chirurgien. Nous allons combler cette lacune.

Une hémorrhagie succède à l'incision d'un thrombus ; que faut-il faire ? Nous avons dit plus haut que la ligature du vaisseau était le plus souvent impossible, même lorsque l'écoulement provenait de la lésion d'une petite artère : on ne devra donc pas y songer. Le tamponnement du vagin avec de la charpie ou de l'ouate est la première chose à laquelle on devra recourir. La compression exercée par le tampon sur la poche, la barrière qu'il opposera à l'issue du sang à l'extérieur, rendront presque inévitable la cessation de l'hémorrhagie. Baudelocque et M. Depaul ont réussi par ce procédé[1]. L'application de compresses imbibées d'eau fraîche sur la tumeur, fréquemment renouvelées, ont donné parfois d'excellents résultats. —Chaussier, ayant incisé une tumeur sanguine de la vulve sept jours

[1] Voy. les observations XXXII et XXXIII.

après l'accouchement, vit se produire une hémorrhagie considérable à l'extérieur ; il appliqua sur les lèvres de la solution de continuité un petit tampon de charpie fine trempée dans de l'eau alumineuse, que l'on soutint pendant quelque temps avec les doigts; la formation d'un caillot compacte eut lieu en peu de temps, ce qui arrêta l'effusion du sang [1]. Comme dans toute hémorrhagie génitale, on appliquera sur le ventre de la glace et on administrera à la femme des toniques et des boissons froides.

Observ. XXXII. — Thrombus consécutif à l'accouchement. — Ouverture de la tumeur, quatre semaines environ après sa formation. — Hémorrhagie. — Tamponnement du vagin.

Une femme chez laquelle les grandes lèvres s'étaient tuméfiées pendant le court séjour de la tête de l'enfant dans le fond du bassin, lors de son premier accouchement, fut à peine délivrée et remise au lit, qu'elle manifesta quelque crainte d'une descente de matrice. La même inquiétude agitant encore la malade huit à dix jours après, et cette femme se plaignant alors de douleurs, de tension et de gonflement dans les parties, Baudelocque l'examina et observa que les grandes lèvres étaient tuméfiées et livides, surtout celle du côté gauche ; que le gonflement était accompagné d'une grande ecchymose qui recouvrait toute la fesse gauche et qui s'élevait au-dessus de la crête de l'os des iles.

Des lotions et des fomentations, des cataplasmes, dissipèrent le gonflement des grandes lèvres et firent disparaître assez promptement l'ecchymose ; de sorte que la malade put se lever et marcher, quoique avec peine, après une douzaine de jours, et sortir même avant la fin de la troisième semaine, n'attribuant à cette époque les douleurs sourdes et profondes qu'elle ressentait qu'à la situation gênante dans laquelle on l'avait retenue longtemps et au défaut de force et d'exercice.

Peu de jours après la première sortie, les douleurs revinrent, aiguës et lancinantes, accompagnées de frisson et de fièvre. Une tumeur, dure et circonscrite, que la malade avait déjà remarquée au bas de la fesse, auprès de la vulve, prit du développement. La gêne, la pesanteur, dont elle se plaignait du côté de l'intérieur du vagin, parurent plus incommodes. Baudelocque, appelé, ne vit qu'une tumeur qu'il était pressant d'ouvrir. L'étendue du foyer, sa

[1] Observation XXXV.

profondeur; des connexions d'une part avec le vagin, de l'autre avec le rectum; les accidents qui semblaient annoncer un dépôt purulent, déterminèrent cet accoucheur à ne pas se charger de l'opération. Pelletan fut appelé et ne trouva que du sang dans ce vaste foyer, un sang dont la couleur et l'odeur annonçaient qu'il n'était pas récemment épanché.

Le peu de sang vermeil qui sortit après celui-ci ne donnant aucune crainte d'hémorrhagie primitive, ni même celle de voir la poche se remplir de nouveau, on introduisit seulement une bandelette dans l'incision, et l'on pansa simplement. Mais, le lendemain, voyant que la poche était remplie et qu'il s'était écoulé assez de sang au dehors pour ne pas laisser douter que les vaisseaux déchirés en verseraient encore, on insinua quelques bourdonnets liés dans le fond de la plaie, et l'on tamponna légèrement le vagin, ce qui réussit parfaitement. Ce foyer parut moins vaste au pansement suivant; les parois se rapprochèrent de jour en jour, la suppuration s'y établit, et la guérison fut complète au bout d'un mois. (Audibert, thèse de Paris, 1812.)

Observ. XXXIII. — Thrombus de la grande lèvre droite, survenu après l'accouchement. — Rétention d'urine. — Incision, hémorrhagie artérielle consécutive; tamponnement du vagin. — Guérison. (M. Depaul.)

La nommée Perrin, d'une bonne constitution, âgée de vingt-cinq ans, et ayant déjà conduit une grossesse première à terme, accoucha pour la seconde fois à la clinique d'accouchement de la Faculté, le 15 mars 1845, à quatre heures du matin.

Rien de particulier n'était survenu pendant le cours de la gestation. Il n'y avait, ni œdème ni varices, soit aux membres inférieurs, soit aux parties génitales; le travail fut des plus simples et n'eut qu'une durée très-ordinaire. On ne remarqua rien d'anormal du côté des organes génitaux au moment de l'expulsion de l'enfant; il en fut de même, quelques minutes après, à l'occasion de la délivrance. La femme assure d'ailleurs qu'il ne survint de gonflement que trois ou quatre heures après; mais elle ajoute que, depuis le moment de sa délivrance, elle n'a pas cessé d'éprouver des douleurs assez vives dans la grande lèvre droite.

Lorsque je la vis, à huit heures du matin, c'est-à-dire environ cinq heures après son accouchement, et une heure et demie après le début de sa tumeur, celle-ci avait acquis un volume considérable, et représentait bien, sans exagération, celui qui appartient à une tête de fœtus à terme. Le gonflement s'étendait au périnée et à la fesse correspondante ; une coloration bleuâtre existait du côté de la muqueuse, et la femme accusait une vive douleur pulsative dans la région malade ; le pouls était fréquent et assez fort. Les lochies s'écoulaient difficilement, retenues qu'elles étaient par la tumeur extérieure, la malade ne pouvait uriner ; il fallut pratiquer le cathétérisme. Les choses étaient dans cet état, et la muqueuse, distendue, menaçait de se rompre, lorsque M. Dubois décida qu'il interviendrait par une large incision. Celle-ci fut en effet pratiquée dans la direction verticale de la tumeur, à la face interne. On lui donna une étendue de 5 à 6 centimètres. Immédiatement, il s'échappa une grande quantité de sang liquide et coagulé. Plusieurs caillots furent retirés avec le doigt ; tout ce qu'on put recueillir fut pesé et donna un poids de 875 grammes.

A peine la poche fut-elle vidée, qu'on vit sourdre de sa face interne une assez grande quantité de sang liquide et noirâtre ; une véritable hémorrhagie se déclara dans un point ; une artère d'un médiocre volume paraissait avoir été divisée, car un petit jet saccadé et d'un rouge vermeil se montra pendant quelques instants. Pour mettre un terme à cette perte, qui menaçait de devenir grave, on pratiqua le tamponnement, et une surveillance active fut exercée.

Cependant, quelques heures après, on reconnut que le sang continuait à couler, et il devint nécessaire de retirer le premier tampon et de lui en substituer un second. On prescrivit le repos le plus absolu, une boisson légèrement acidulée et la diète.

Le lendemain, la malade allait mieux, et le 27 mars elle était hors de danger.

Observ. XXXIV. — Thrombus vulvaire considérable — Incision, hémorrhagie ; injection d'eau fraîche dans le foyer. — Péritonite. — Mort.

Une femme primipare, âgée de vingt-quatre ans, entra à la Clinique d'accouchement le 11 mai 1843, ressentant déjà des douleurs assez vives depuis plusieurs heures. La poche des eaux s'était rompue naturellement, et une assez grande quantité de liquide s'était écoulée, mais l'orifice utérin était encore peu dilaté ; on remarqua dès lors que la grande lèvre droite offrait, ainsi que les membres abdominaux, des traces de développements variqueux. Le travail ne présenta rien de particulier, et se termina même assez rapidement vers huit heures du matin. L'enfant est né très-viable et pesait six livres et demie ; quelques douleurs survinrent, et comme il était naturel de les attribuer aux contractions utérines, la sage-femme introduisit ses doigts pour opérer l'extraction du placenta, ce qu'elle fit sans difficulté; mais elle crut en même temps reconnaître la présence d'une autre tumeur sur les parois du vagin. Cependant les douleurs que la femme ressentait toujours dans le bas-ventre, et que l'on se croyait en droit d'attribuer aux tranchées utérines, devenaient de plus en plus vives, et bientôt il s'y joignit une perte assez abondante; le facies était altéré, l'utérus très-élevé au-dessus du pubis. M. Dubois, en explorant les parties génitales, sentit avec le doigt et vit une tumeur assez volumineuse, violacée, ayant son siége sur la partie latérale droite du vagin, dont les rugosités étaient néanmoins très-visibles; elle offrait une fluctuation assez évidente.

M. Dubois résolut d'ouvrir le thrombus; il pratiqua alors une incision sur la partie de la tumeur accessible; il sortit peu de sang. Ce chirurgien reconnut alors qu'un caillot assez volumineux se présentait; il lui fut facile de l'extraire avec les doigts. Celui-ci fut suivi d'une grande quantité d'autres dont le poids peut être évalué à une livre. Puis il se manifesta un écoulement de sang assez fort pour qu'on y injectât de l'eau fraîche. L'hémorrhagie s'arrêta. Le 15, l'état de la malade était grave. Le 23, il survint de la diarrhée, des vomissements; les lochies devinrent fétides. Enfin la gangrène ne tarda pas à s'emparer des parois du foyer et du vagin lui-même, et la malade succomba. (Hervieux, *Maladies puerpérales*.)

Observ. XXXV. — Thrombus de la vulve. — Incision, sept jours après l'accouchement. — Hémorrhagie considérable. — Mort.

Une jeune femme, blonde, délicate, d'une constitution molle et nerveuse, enceinte pour la première fois, eut, pour accoucher, des douleurs vives et fréquentes, et, dans les derniers temps du travail de l'accouchement, la lèvre droite de la vulve acquit, en peu de minutes et sans douleurs, un volume considérable. Il était évident que cette tumeur était formée par une infiltration de sang dans le tissu lamineux de la lèvre, et, dans l'espérance que la résolution pourrait s'en opérer, on se borna, pendant quelque temps, à appliquer sur la partie des compresses de linge fin trempé dans une infusion de fleur de sureau, de camomille et de fleurs de sauge, que l'on renouvelait de temps en temps. Mais ces moyens étant inefficaces, nous fûmes appelé près de cette jeune femme le septième jour après son accouchement. Elle était pâle, abattue, et, quoique les lochies n'eussent point été très-abondantes, le pouls était faible, petit, fréquent; la lèvre droite de la vulve, renversée en dehors, formait une grosse tumeur oblongue, brunâtre, luisante, tendue, qui paraissait prête à se rompre, peu douloureuse au toucher, et dans laquelle on sentait manifestement de la fluctuation. On y fit avec la lancette une petite incision longitudinale qui donna issue à du sang noir, épais, mêlé de petits caillots dont nous évaluâmes la quantité à environ quatre onces; mais, au lieu de s'arrêter spontanément, comme on pouvait l'espérer, le sang coulait continuellement par l'incision pratiquée à la lèvre de la vulve; il était noir et épais. Comme la malade s'affaiblissait sensiblement, on appliqua sur l'incision un petit tampon de charpie fine trempée dans de l'eau alumineuse que l'on soutint pendant quelque temps avec les doigts, ce qui détermina la formation d'un caillot compacte qui arrêta l'effusion du sang. Mais la faiblesse était parvenue à un tel point, que, malgré tous les soins, la malade succomba le douzième jour après son accouchement.

A l'ouverture du corps, on ne trouva pas de trace de péritonite. (Chaussier, *Mémoires de médecine légale.*)

III

GANGRÈNE

La gangrène paraît plus fréquente que l'hémorrhagie dans les plaies qui ont été pratiquées pendant l'état puerpéral. Mais, en revanche, elle semble moins grave que cette dernière complication; car, le plus souvent, le sphacèle se limite au pourtour de la solution de continuité, et la guérison s'opère assez vite une fois les eschares tombées. Il arrive parfois qu'à leur chute, il survient de l'érysipèle au voisinage de la plaie; cette inflammation peut s'étendre, gagner le tronc et les membres supérieurs, et déterminer de graves accidents. L'infection putride a été observée dans les gangrènes profondes des organes génitaux; la mort en a été la suite.

Quelle est la cause de cette gangrène? Voici comment s'expriment Boivin et Dugès : « De même que le vagin, les organes génitaux externes peuvent, par suite de pression violente exercée par la tête du fœtus durant le travail, offrir des eschares gangréneuses. Quelquefois des gangrènes bien plus graves, et par l'étendue et par la cause, ont régné épidémiquement dans les hôpitaux destinés aux femmes en couches, et le sphacèle de la vulve n'était alors que le symptôme d'une fièvre typhoïde presque inévitablement mortelle. » Ainsi, pour ces auteurs, il existe deux formes bien tranchées de gangrène : l'une toute locale, due à la compression, l'autre placée sous la dépendance d'affections générales.

Alexis Chavanne, dans sa thèse inaugurale (1851), reconnaît également deux formes de sphacèle, tout à fait distinctes par leur origine. Quand l'accouchement, dit-il, a été long et difficile, qu'on a eu recours au forceps, l'apparition des plaques pulpeuses était en général plus rapide, la douleur immédiate, le gonflement des parties génitales externes plutôt inflammatoire qu'œdémateux, la muqueuse plus rouge et plus violacée, les ecchymoses plus nombreuses et plus étendues; quelques-unes ne tardaient pas à se convertir en de véritables eschares, qui ne ressemblaient pas aux eschares pulpeuses; elles étaient noirâtres, sèches, quelquefois comme ridées et chagrinées; c'étaient des eschares de contusion. Elles étaient aussi plus profondes, se détachaient plus tard ; la plaie qui en résultait ne présentait rien de particulier dans sa marche. L'élimination des plaques gangréneuses était plus longue que celle des pseudo-membranes. M. Hervieux n'admet point comme cause productrice spéciale des eschares vulvaires le traumatisme de l'accouchement. Pour lui, c'est l'empoisonnement puerpéral qui l'occasionne.

M. Hervieux a le tort, selon nous, de ne pas établir de distinction entre ces deux variétés de sphacèle, comme l'ont fait à merveille les auteurs précédents. Certes, on ne peut pas rapporter uniquement au traumatisme génital ces violentes épidémies de gangrène signalées plus haut; dans ces cas, évidemment, l'infection puerpérale joue le rôle principal. Mais, lorsque des eschares peu étendues se montrent sur les parois du vagin, sur les lèvres de la vulve, qu'elles n'ont aucune tendance à l'envahissement, que leur marche vers l'élimination est normale, que la plaie qu'elle laisse au-dessous d'elle se cicatrise ensuite rapidement, il est impossible de ne pas voir là un résultat de la compression, du tiraillement des organes génitaux et du périnée pendant l'accouchement.

Si l'opinion de M. Hervieux était admise dans tous ses points, on devrait, sous peine de commettre un non-sens, regarder le sphacèle qui, intéressant à la fois la paroi supérieure du vagin et le bas-fond de la vessie, donne lieu à des fistules vésico-vaginales, comme un résultat de l'empoisonnement puerpéral. Or il est formellement avéré que ces solutions de continuité sont dues à la compression de la tête du fœtus sur ces parties, lorsqu'elle est restée longtemps dans l'excavation. La violence que le périnée et les organes génitaux ont supportée pendant l'accouchement semble suffisante pour aider à la formation de ces plaques gangréneuses.

Qu'arrive-t-il alors que ces tissus, si disposés à la mortification, ont été déchirés ou incisés? on a une plaie contuse; or tout le monde sait ce que deviennent ces solutions de continuité; elles suppurent, ou bien, et c'est le cas le plus fréquent, elles se terminent par gangrène. Voici ce que dit M. Nélaton à propos de ces sortes de plaies : « Si la contusion a été violente, les tissus sont complétement ou partiellement désorganisés; dans ce dernier cas, les parties contuses résistent rarement à la réaction inflammatoire, presque toujours la vie les abandonne, et il se forme ainsi, à la surface des plaies, des eschares qui sont tantôt primitives et tantôt secondaires. Ces eschares sont éliminées, et la solution de continuité par les pertes de substance qu'elle éprouve durant la période de suppuration parvient à des dimensions quelquefois beaucoup plus considérables que celles qu'elle avait présentées au moment de l'accident. De là il résulte que, dans les plaies contuses, la suppuration est d'une durée plus longue, que la cicatrisation est plus lente, plus difficile, que la cicatrice est plus apparente et plus difforme. »

Pour toutes les raisons que nous venons de donner, les plaies situées dans la sphère des organes génitaux pendant l'état puerpéral sont très-propres à suppurer et à se gangrener. Voici ce qu'en dit M. Tarnier : « Quand la vulve a été le siége d'une déchirure ou d'incisions pendant le travail de l'accouchement, c'est presque toujours sur ces solutions de continuité que se montrent les eschares. Ces plaques gangrenées se détachent assez rapidement, et laissent à nu une plaie dont les bords sont taillés à pic; la cicatrice se fait rapidement quand l'état général est bon; dans le cas contraire, la plaie prend un mauvais aspect, et la gangrène fait des progrès. » Comme M. Tarnier, M. Émile Thierry observa le même phénomène pendant l'épidémie puerpérale qui sévit, il y a quelques années, à l'hôpital Saint-Louis. « Nous avons vu, dit-il, souvent des taches gangréneuses ou diphthéritiques sur les éraillures et les déchirures de la vulve. La surface des plaies des petites lèvres et du périnée était recouverte par des plaques épaisses, molles, grisâtres, fétides, ou par des pseudo-membranes minces, blanchâtres, analogues aux productions de la diphthérie. » L'opinion du chirurgien de la Maternité et celle de ce dernier auteur concordent exactement avec les faits observés jusqu'ici.

OBSERV. XXXVI. — Déchirure incomplète du périnée. — Incisions latérales. — Application de serres-fines. — Gangrène. — Guérison.

Lion, primipare, entra, le 15 novembre 1865, à la salle d'accouchements, à six heures du matin. Le col était souple, mince, dilaté de deux centimètres de diamètre environ; le sommet est en occipito-iliaque droite postérieure. Les contractions étaient rapprochées et énergiques, la dilatation fut complète à dix heures trois quarts. La tête franchit alors l'orifice utérin, et les membranes se rompirent à ce moment. Les contractions poussèrent alors énergiquement la tête contre le périnée, qui se déchira à sa face interne dans une étendue de deux centimètres à peu près. Une légère hémorrhagie en résulta. Craignant que la déchirure ne s'étendît, M. Perruchot, interne du service, fit maintenir la tête, et pratiqua deux incisions latérales à la vulve. La tête sortit presque aussitôt, entraînant la partie restée entière, mais laissant une portion du sphincter intacte.

On affronta les bords de la déchirure au moyen de dix serres-fines, et la réunion dans la partie profonde se fit par première intention, tandis que la partie superficielle et les points occupés par les serres-fines devinrent le siége d'eschares qui furent pansées avec la charpie imbibée de vin aromatique. Ces soins furent suivis de guérison assez prompte, et la femme partit en bon état le 28 novembre 1865. (Extrait des registres de M. Trélat.)

OBSERV. XXXVII. — Tumeur sanguine occupant la partie latérale gauche de l'excavation pelvienne. — Ouverture de la tumeur; pas d'hémorrhagie. — Déchirure du périnée. — Gangrène. — Mort.

L..., primipare, vingt ans, bien conformée. Pas d'accidents pendant la grossesse; bonne santé habituelle. Cette femme accouche, le 18 juin 1864, d'un enfant vivant et à terme.

Durée totale du travail : six heures. Période d'expulsion : une heure. Accouchement et délivrance naturels, pas de manœuvres obstétricales; pas d'accidents.

Deux heures après la délivrance, douleurs lombaires violentes, ténesme rectal, besoin de pousser en bas. Une élève sage-femme pratique le toucher et sent une tumeur assez peu volumineuse; quelques minutes après, l'aide sage-femme touche à son tour, et constate une tumeur dont le développement est considérable. Déchirure verticale du périnée, mesurant trois centimètres environ d'étendue; ni ecchymose, ni tuméfaction à l'extérieur. Éraillure peu profonde de la muqueuse vaginale à sa face postérieure.

Cette dernière fait une saillie considérable de couleur violacée qui obstrue à peu près complétement l'orifice vaginal.

A neuf heures du soir, la tumeur occupe toute la longueur de la partie latérale gauche et postérieure du vagin, jusqu'au col de l'utérus. Elle offre une consistance élastique, assez ferme, sans fluctuation. Fortement convexe dans l'intérieur du vagin, elle s'aplatit et se déprime au voisinage du col, que le doigt atteint très-facilement. Par le rectum, on sent une saillie considérable oblitérant en partie cet intestin.

Pouls fréquent, faible et dépressible, sueurs froides, lipothymie, anxiété extrême. Utérus encore volumineux, dur et bien contracté. Douleur gravative à la région lombaire.

M. Trélat, appelé, ouvre la tumeur par une incision de trois à quatre centimètres, intéressant la partie la plus déclive du vagin. On vide le foyer des caillots qu'il contient, leur poids est évalué à 250 ou 300 grammes. Abstersion des parties avec de l'eau froide. La cavité s'étend par en bas vers le périnée; sa paroi postérieure est formée par le rectum seul. Toniques.

Le 19, pouls à 110, ventre douloureux, utérus rétracté. Pas d'ecchymose à l'extérieur. Respiration légèrement accélérée; dysurie, cathétérisme. Injection d'eau simple avec une grosse seringue à canule.

Bordeaux, bouillon, potages.

Le soir, nouvelle injection. Nulle fétidité, eschares grisâtres, circulaires et peu étendues; injection dans le foyer; l'eau revient plus fétide. Le 20, état général moins satisfaisant. Pouls 120. Chaleur vive, peau sèche, respiration accélérée. Cathétérisme. Somnolence, rêvasseries dans la journée.

Le soir, prostration, langue blanche, narines pulvérulentes.

L'injection ramène de l'eau de plus en plus fétide.

Le 21, douleurs abdominales, dorsales et lombaires. Météorisme du ventre; facies altéré, yeux excavés, pâleur du visage et des téguments; chaleur plus vive, pouls déprimable à 140; soif intense, langue large, humide avec enduit noirâtre peu épais, diarrhée. Respiration fréquente, suspirieuse, plaintes continuelles et prostration profonde. Exacerbation des douleurs par le moindre mouvement.

Tuméfaction des grandes lèvres et des bords de la déchirure périnéale, lesquels sont sphacélés dans toute leur épaisseur. Extension des eschares vulvaires, détritus putrilagineux et sanguinolents très-fétides à leur surface; elles ont gagné aussi en profondeur. Par des tractions même légères on détache facilement des lambeaux de tissu cellulaire sphacélé qui existent en grand nombre à l'entrée du vagin. La paroi postérieure de ce dernier, d'une coloration violacée, noirâtre, a pris une épaisseur considérable et paraît fortement infiltrée. Elle oblitère presque complétement l'entrée du vagin; chaleur vive de toutes ces parties. Lotions alcoolisées. Injections dans le foyer qui reviennent toujours sanieuses et fétides.

Le 22, mort. (Hervieux, *Maladies puerpérales.*)

La physionomie des eschares périnéales est la même que celle des productions analogues survenant dans d'autres régions du corps ; leur élimination se fait de la même manière.

Le pronostic n'est pas très-grave, à moins toutefois que le sphacèle ne soit sous la dépendance de l'infection puerpérale ; dans ce cas, il survient des désordres considérables, et la mort peut en être la conséquence. Mais lorsque les eschares sont limitées aux parties superficielles de la vulve et du périnée, qu'elles sont peu étendues, de bonne nature, elles n'occasionnent pas des troubles bien sérieux ; l'élimination une fois effectuée (ce qui a lieu entre sept et quinze jours) la cicatrisation isolée des lèvres de la plaie est prompte. Quand par malheur la gangrène a gagné les parties profondes, que le vagin, le tissu cellulaire pelvien sont mortifiés, de l'infection putride se déclare, et la terminaison fatale est la règle.

Traitement. Plusieurs indications seront à remplir : 1° fortifier la malade ; 2° favoriser la chute des eschares ; 3° désinfecter la plaie. On remplira la premièrecondition en administrant à haute dose le vin de quinquina, le bordeaux, les bouillons froids ; l'alimentation consistera en viandes rôties ou crues. Quant à l'élimination des eschares on l'obtiendra à l'aide de cataplasmes de farine de graine de lin chauds, fréquemment renouvelés. Ensuite, on désinfectera la plaie au moyen de lotions et injections, soit avec de l'eau-de-vie camphrée, soit avec du chlorure de chaux. M. Hervieux a obtenu deux guérisons rapides par ce dernier procédé. Une fois le lavage opéré, on pansera la solution de continuité avec de la poudre de quinquina, ou bien avec du jus de citron, s'il existe des plaques diphthéritiques ; ces deux remèdes ont produit le meilleur effet dans les cas suivants :

Observ. XXXVIII. — Corps fibreux de la grande lèvre droite chez une femme enceinte. — Accouchement naturel. — Ablation de la tumeur six semaines après la délivrance. — Gangrène. — Érysipèle. — Guérison.

Jeannette P..., 27 ans, originaire du département de la Nièvre, est en apparence d'une vigoureuse constitution; elle fut réglée à l'âge de 17 ans.

Il y a près de quatre ans, cette femme, montée en haut d'un cerisier, tomba à califourchon sur l'une des branches de cet arbre; elle éprouva une vive douleur. Une large ecchymose apparut aux parties génitales, et, quinze jours après, une tumeur grosse comme une noisette se développait dans l'épaisseur de la grande lèvre droite. Je donne ces détails parce que, dans l'esprit de cette femme, la chute qu'elle fit se lie étroitement à l'apparition de sa maladie.

La tumeur s'accrut lentement; au mois de mars 1871, elle avait le volume d'un œuf de poule. A cette époque, survint une grossesse. La dernière apparition des règles date du 19 mai 1871. Dès lors, la tumeur s'accrut rapidement, et le médecin du pays qu'habitait cette malade, pensant que l'accouchement pourrait être gêné par une masse aussi volumineuse, l'envoya à la Maternité, où elle entra le 15 novembre 1871, salle Sainte-Marguerite, n° 2, service de M. Tarnier.

La tumeur était alors aussi grosse au moins qu'une tête de fœtus à terme; elle était absolument indolente. La peau qui la recouvrait était mobile, très-épaisse, d'apparence éléphantiasique; la muqueuse de la grande lèvre droite avait conservé son aspect normal. L'axe de la vulve était fortement dévié à gauche; la forme de la masse morbide était celle d'une poire dont la petite extrémité dirigée en haut se confondait avec le tissu même de la grande lèvre, et constituait une sorte de pédicule. L'extrémité inférieure, libre, arrondie, pendait entre les cuisses.

La consistance de la tumeur était molle; M. Tarnier crut même y reconnaître de la fluctuation; il diagnostiqua un kyste à parois très-épaisses. Deux autres chirurgiens, MM. Depaul et Blot, furent appelés à donner leur avis; M. Blot partagea l'opinion de M. Tarnier, M. Depaul pensa au contraire que la tumeur était entièrement solide. Cette masse était exclusivement limitée à la grande lèvre droite, sans prolongement du côté de l'excavation pelvienne, sans adhérence avec les os du bassin. Les ganglions inguino-cruraux n'étaient point engorgés, l'état général était bon.

Sous l'influence du repos, la tumeur qui gênait la marche par son poids diminua notablement, si bien que M. Tarnier crut à une résorption partielle du liquide qui, dans sa pensée, devait s'y trouver. De plus, croyant avec raison qu'une opération tentée pendant la grossesse pourrait être dangereuse, il attendit.

L'accouchement eut lieu le 19 janvier 1872 sans aucune difficulté; tout se passa aussi naturellement que possible. Après la délivrance, la tumeur devint plus petite, puis elle resta stationnaire. Quand tout écoulement lochial eut cessé, on fit deux ponctions exploratrices sur le point le plus déclive; il sortit quelques gouttes de sang, mais pas de sérosité: on reconnut alors qu'elle était entièrement solide sans toutefois savoir exactement quelle était sa nature. Sur les instances pressantes de cette femme, qui avait hâte de quitter l'hôpital, l'opération fut décidée pour le 4 mars.

La malade fut anesthésiée par le chloroforme : une incision pratiquée sur la tumeur parallèlement à la vulve conduisit sur un tissu mollasse, pourvu de nombreux prolongements dirigés en tous sens et qui se laissa énucléer avec la plus grande facilité. L'opération dura environ trois quarts d'heure; 300 grammes de sang s'écoulèrent par les lèvres de la plaie. Le poids de la tumeur était de 470 grammes; son tissu uniformément blanchâtre se laissait aisément déchirer : en un point on remarquait un foyer jaune foncé de la largeur d'une pièce de 2 francs. Là, le tissu de la tumeur avait subi la dégénérescence granulo-graisseuse.

L'examen microscópique fut fait avec beaucoup de soin par M. Muron, interne des hôpitaux; il croit que cette tumeur est un corps fibreux. Sur des préparations qu'il a bien voulu me montrer, on voit en effet très-manifestement des fibres musculaires en assez grand nombre, beaucoup de vaisseaux à parois entièrement organisées, et des éléments embryonnaires répandus un peu partout.

5 *mars*. La femme a de fréquentes envies de vomir, elle est pâle, abattue; ces accidents sont attribuées à la chloroformisation. La forme de la plaie est à peu près celle d'une vulve. (Pansement à l'eau-de-vie camphrée.)

6 *mars*. Vomissements bilieux; le lambeau interne de la plaie est sphacélé dans une partie de son étendue; on y aperçoit deux eschares larges chacune comme une pièce de 2 francs. (Ipéca.)

9 *mars*. — Les vomissements ont complétement cessé; l'état général est mauvais : pouls petit, rapide, langue sèche, inappétence, insomnie. On panse la plaie avec de la poudre de quinquina.

11 *mars*. — La surface de l'incision est recouverte, en plusieurs points, de pellicules blanchâtres, diphthéritiques; l'odeur de la suppuration est fétide. On remplace la poudre de quinquina par du jus de citron. Vin de quinquina; bordeaux.

12 *mars*. — L'aspect de la plaie n'a pas changé; quelques petits frissons dans la journée. Sulfate de quinine, 0gr,50.

15 *mars*. — L'enduit pultacé persiste ; la gangrène du lambeau interne ne fait pas de progrès. Frisson violent à minuit. La malade est très-affaissée. On continue le sulfate de quinine.

16 *mars*. — Plusieurs vomissements dans la matinée ; on voit à la partie postérieure et supérieure de la cuisse droite et de la fesse du même côté, une rougeur érysipélateuse avec élevure de la peau, très-douloureuse au toucher. (Eau de Sedlitz.)

17 *mars*. — L'érysipèle s'est étendu sur la cuisse droite jusqu'à son tiers inférieur; on saupoudre les parties enflammées avec de la poudre d'amidon.

20 *mars*. — L'érysipèle blanchit, la plaie se déterge, les eschares s'éliminent, l'état général s'améliore. La malade commence à manger avec appétit et à dormir. Pansement à la poudre de quinquina.

A dater de cette époque, aucun accident n'est survenu. Une suppuration de bonne nature s'est établie, la plaie est devenue rosée, des bourgeons charnus s'y sont développés; en ce moment-ci la cicatrisation est presque complète, la malade se lève et se promène; elle est hors de danger. La lèvre droite n'a pas encore son volume normal, on sent dans son épaisseur une petite masse de la grosseur d'une noix, qui paraît être de même nature que la tumeur enlevée au mois de mars dernier.

IV

QUELQUES CONSIDÉRATIONS SUR LA SUTURE DU PÉRINÉE, PRATIQUÉE PENDANT L'ÉTAT PUERPÉRAL.

Cette opération est une œuvre tout à fait française; elle fut pratiquée plusieurs fois avec succès par Guillemeau. Après lui, Mauriceau, Delamotte, conseillèrent la suture du périnée, lorsque cet organe venait à se déchirer pendant l'accouchement. Cependant la périnéoraphie fut négligée jusqu'à l'époque où Roux en France, et Dieffenbach en Allemagne, la remirent en honneur, sans toutefois être du même avis sur l'époque où on devait l'exécuter.

Le premier, appuyé de l'autorité de Velpeau, s'exprimait ainsi : « Naguère, en effet, les parties rompues ont subi la plus grande violence; elles ont été soumises à une distension extraordinaire; bientôt un gonflement considérable vient s'en emparer; il faudrait peu de chose pour qu'elles éprouvassent une inflammation des plus vives et que cette inflammation prît un fâcheux caractère; bientôt aussi elles seront inondées par l'écoulement des lochies, et l'on aurait sans doute beaucoup de peine à tenir les bords de la plaie dans une exacte coaptation et à faire qu'ils ne soient pas humectés par des fluides qui doivent si abondamment couler du vagin. Certes, toutes ces circonstances ne sont pas favorables pour le succès de la suture du périnée; et puis les soins qui devraient suivre l'opération sont-ils bien compatibles avec ceux que réclame l'espèce de maladie qui succède à l'accouchement? serait-il prudent d'ailleurs de soumettre à une opération longue et douloureuse une femme nouvellement accouchée, un être momentanément si nerveux, si impressionnable, chez qui les moindres émotions pénibles peuvent avoir de si fâcheuses conséquences, et à qui il faudrait faire connaître un malheur qu'elle ignore, sans pouvoir même garantir l'efficacité des moyens qu'on emploie? Non assurément; mieux vaut temporiser et remettre les tentatives de guérison à l'époque où la santé de la femme est rétablie, où les bords de la solution de continuité se sont revêtus d'une cicatrice, où toutes les parties circonvoisines sont rentrées dans leur état naturel. »

Dans le mémoire que le chirurgien français adressa à l'Académie des sciences en 1832, et dont on trouve l'analyse dans la *Gazette médicale* de la même année, sont consignés six cas de suture du périnée, pratiqués d'après ces indications; tous réussirent. Depuis cette époque, Roux eut deux insuccès.

De son côté, Dieffenbach faisait paraître, dans le *Zeitung medic.*, une douzaine d'observations relatives à des périnéoraphies exécutées immédiatement après l'accouchement, indiquant en même temps d'une façon précise la règle à suivre en pareille occurrence : 1° vider l'intestin avant l'opération ; 2° opérer immédiatement après l'accouchement; 3° la rupture quelle qu'elle soit ne doit pas être abandonnée à la nature; 4° après l'opération entretenir la constipation, en administrant l'opium et évacuer régulièrement l'urine par le cathétérisme ; 5° il faut trois à cinq points de suture suivant la gravité de l'accident; on doit les passer en commençant par l'anus et appliquer à l'angle même de celui-ci le premier point quand le sphincter est déchiré. Ce précepte fut suivi dans tous les cas, et deux fois la réunion n'eut pas lieu ; voici l'un de ces faits, nous regrettons de n'avoir pas pu trouver l'autre : « Une femme de 26 ans, robuste, forte, éprouva à son premier accouchement une déchirure du périnée, d'une partie du vagin et du rectum, dans l'étendue de plusieurs pouces ; six ou huit heures après l'accident, une suture fut placée au niveau de la déchirure du vagin, qui fut réunie dans toute son étendue. On agit de même pour le rectum. De forts points de suture furent employés pour le périnée et la malade soumise à un régime antiphlogistique assez sévère. L'obésité de cette femme fut un grand obstacle au succès de l'opération. Elle procura la cicatrisation de la cloison recto-vaginale ; les matières fécales peuvent être gardées, mais la réunion échoua dans la plus grande partie de l'étendue du périnée. » (*Revue médicale*, 1838.)

Nous avons tenu à citer cette observation, quoiqu'elle fût fort incomplète sur beaucoup de points, et notamment en ce qui concerne la non-réunion de la suture du périnée.

En résumé, il se trouva pendant la période de dix ans environ (1830-1840) deux méthodes : dans l'une on admettait l'opération longtemps après l'accouchement, dans l'autre on prescrivait d'agir immédiatement après l'accident. L'une et l'autre comptaient bon nombre de partisans. La question semblait néanmoins indécise, lorsqu'en 1843 parut, dans le Journal de Malgaigne, un mémoire de Danyau sur la périnéoraphie pratiquée après l'accouchement, où l'auteur signalait plusieurs cas de succès par la méthode de Dieffenbach légèrement modifiée.

Danyau ne craignait pas, dans certains cas, d'aviver légèrement les bords de la solution de continuité, tandis que le chirurgien allemand réunissait sans aviver ; il se contentait de faire des incisions latérales lorsque le périnée était rigide et tendu, et quand il y avait perte de substance considérable, il prenait un lambeau tégumentaire dans le voisinage ; il réservait l'avivement seulement pour le cas où la lésion était ancienne.

M. Danyau eut par son procédé quelques bons résultats, mais deux fois les lambeaux se gangrenèrent. Quoiqu'il n'eût pas obtenu ce qu'il attendait, il se déclara néanmoins un chaud partisan de la suture du périnée faite immédiatement après la déchirure, jusqu'à l'époque où cette importante question fut remise sur le tapis à la Société de chirurgie (1849).

M. Maisonneuve ayant pratiqué trois fois la périnéoraphie après l'accouchement avec succès, M. Huguier, prit la parole en ces termes : « La suture après la parturition est peut être moins nécessaire ici qu'on ne le croit. Je ne l'ai faite qu'une fois et la malade est morte de résorption purulente. Depuis lors, je me borne à rapprocher les chairs à l'aide d'un bandage qui refoule en même temps les tissus des parties latérales vers la vulve. Ce traitement très-simple et surtout qui n'entraîne aucune espèce de danger, m'a assez constamment réussi pour me détourner en général d'une opération susceptible d'amener une issue funeste. » Danyau à son tour s'exprima ainsi : « Aujourd'hui plus qu'autrefois j'évite de pratiquer la périnéoraphie, et je conseille les serres - fines, ce procédé m'ayant réussi parfaitement dans un cas. » Ajoutons que, depuis cette époque, Danyau réunit toujours les déchirures vulvo-perinéales au moyen de serres-fines, qu'il propagea cette méthode et y attacha son nom.

La question semblait tranchée en faveur de la périnéoraphie à une époque éloignée de l'accouchement, lorsque, dans le courant de mars dernier, une discussion assez vive s'éleva sur ce sujet au sein de la Société de chirurgie. Tous les accoucheurs furent du même avis : ne pas soumettre la femme récemment délivrée à une opération de ce genre, appliquer des serres-fines et attendre ; si la réunion ne se fait pas, remettre à plus tard la suture. M. Verneuil adopta complétement cette manière de voir : il avança même qu'il ne fallait point tenter la suture du périnée avant le troisième mois qui suit les couches. Il raconta qu'appelé en province, il y a quelque temps, pour remédier à une déchirure périnéale datant de cinq semaines, chez la femme d'un médecin, il l'opéra sur les instances du mari, et, suivant ses prévisions, la réunion ne se fit point.

M. Demarquay ne partage pas l'opinion de ses collègues. Il agit au contraire de suite après la rupture, et presque toujours il a réussi. C'est généralement au bout de quarante-huit heures qu'il opère : il fait la réunion des bords de la solution de continuité sans avivement préalable avec des fils d'argent qu'il introduit au moyen de l'aiguille courbe de Blandin. Ces fils sont rapprochés les uns des autres de manière que les lèvres de la déchirure soient parfaitement en contact l'une avec l'autre. Rarement ce chirurgien a eu à déplorer d'accident grave ; généralement la réunion s'est effectuée au bout de quelques jours.

Les succès que M. Demarquay a obtenus par ce procédé, qui se rapproche beaucoup de celui de Dieffenbach, tiennent à plusieurs causes, dont voici, je crois, les plus importantes. Toutes, ou du moins le plus grand nombre de ces opérations, ont été faites dans d'excellentes conditions hygiéniques : tantôt c'était à la Maison de santé, où les malades ont une aération et une habitation des plus satisfaisantes, et sont, moins que dans nos autres hôpitaux, exposées aux affections intercurrentes graves, telles que la résorption purulente, l'érysipèle, etc... ; tantôt au contraire c'était en ville, chez des personnes aisées, riches même, logeant dans les quartiers de Paris les plus sains. Malgré les bonnes conditions dans lesquelles sont placées ses opérées, les soins consécutifs qui leur sont prodiguée, M. Demarquay a eu un insuccès, et peut-être ne sera-t-il pas le dernier.

Mais, dira-t-on, pourquoi la suture du périnée ne réussirait-elle pas aussi bien immédiatement après l'accouchement que plus tard, puisqu'on se contente de rapprocher les lèvres de la solution de continuité sans·avivement préalable ? Les raisons en sont nombreuses et la plupart d'entre elles ont été exposées autrefois par Roux dans son remarquable mémoire dont nous avons donné plus haut un extrait.

L'attrition, le gonflement des tissus, la désorganisation récente qu'ils ont subis, en favorisant la production de la gangrène des bords de la plaie, sont les causes que Roux mettait en avant pour réfuter les partisans de la périnéoraphie pratiquée immédiatement après l'accouchement. Il est vrai qu'à cette époque, elle devait être fréquente, un peu aussi à cause des moyens de réunion employés. On se servait en effet de la suture enchevillée ; on serrait fortement avec des fils de lin sur des tuyaux de plume, de telle sorte qu'on était exposé à avoir en peu de temps du sphacèle des lèvres de la solution de continuité ; c'est ce qui arriva à Danyau dans les deux cas que voici :

Observ. XXXIX. — Périnéoraphie pratiquée immédiatement après l'accouchement. — Suture enchevillée. — Eschares des lèvres de la plaie. — Défaut de réunion.

Bar, 24 ans, brune, forte, primipare, à terme, était arrivée le 7 mars 1842, à six heures et demie du matin, au dernier temps du travail. Pendant qu'on soutenait le périnée déjà fortement distendu, il se forma à la partie antéro-inférieure du rectum et à la marge de l'anus une ouverture par laquelle s'engagèrent le nez, la bouche, et une partie de la joue du fœtus. Cependant la vulve ne se dilatait pas, et comme il était évident que les efforts ultérieurs compléteraient la déchirure, on préféra inciser longitudinalement jusqu'à la vulve, afin d'avoir une plaie plus régulière et dont la réunion fût plus facile. Un enfant volumineux fut alors expulsé.

Lorsque je vis cette femme deux heures après l'accouchement, je trouvai une plaie encore saignante, mais un peu ecchymosée et plus tuméfiée que dans les cas précédents. Malgré ces circonstances moins favorables, je voulus tenter la suture, sinon avec un aussi grand espoir de succès, au moins parfaitement rassuré sur les conséquences. La plaie avait une grande longueur et il ne fallut pas moins de quatre fils pour la suture enchevillée, et de cinq épingles pour la suture entortillée. Ici, j'eus à saisir avec le premier fil la fin de la cloison recto-vaginale qui était déchirée. L'opération fut un peu plus délicate et plus longue qu'à l'ordinaire, mais bien supportée par la malade.

Dès le premier jour, l'accouchée se trouva bien, n'accusant aucune douleur. Le gonflement du périnée ne fut pas aussi considérable qu'il menaçait de l'être; le lendemain, il avait déjà diminué, et il se dissipa complétement, si bien que je crus un instant que je compterais un succès de plus. Il n'en fut rien, malheureusement.

Lorsque, le quatrième jour, je retirai les épingles, non-seulement la plaie n'était pas réunie, mais une eschare, qui semblait s'étendre profondément, existait entre les deux lèvres. Je me doutai bien qu'elle occupait toute l'épaisseur de la déchirure; et, en effet, lorsque, le sixième jour, j'ôtai les fils, je vis que je ne m'étais pas trompé : il n'y avait pas de réunion. Après la chute des eschares, une bonne suppuration s'établit, et des bourgeons charnus de bonne nature se développèrent partout. Les deux lèvres épaisses, rapprochées l'une de l'autre et en contact par de larges surfaces, auraient pu se réunir secondairement si elles eussent été maintenues accolées pendant un temps suffisant. J'aurais bien voulu tenter d'obtenir cette réunion secondaire en faisant une nouvelle suture, et je croyais qu'il y avait une grande chance de succès; mais la femme, après avoir consenti, se ravisa et ne se décida ensuite que plus tard, alors que la cicatrisation, déjà commencée des deux côtés, rendait désormais la réunion impossible sans avivement. Le vingt-cinquième jour, les bords de la cloison recto-vaginale étaient cicatrisés, les côtés du périnée plus écartés l'un de l'autre et la cicatrisation, à droite et à gauche, presque complète. Les matières fécales continuaient d'être rendues involontairement. Cette femme, qui n'avait retiré, il est vrai, aucun bénéfice de l'opération, ne se trouvait pas au moins dans une situation plus fâcheuse que s'il n'avait rien été fait pour elle, et l'état des parties est tel, qu'une nouvelle tentative offre toutes les chances ordinaires de réussite.

Observ. XL. — Périnéoraphie faite immédiatement après l'accouchement. — Gangrène des lambeaux, insuccès.

D..., vingt et un ans, primipare; brune, forte, grasse surtout, eut le périnée déchiré jusqu'au sphincter, au moment où la tête, en position occipito-iliaque droite antérieure, fut violemment poussée à travers la vulve, en conservant sa direction oblique. Je vis cette femme trois heures après, le 2 décembre 1841. Il n'y avait pas du tout de gonflement; la plaie était fraîche et saignante, mais inégale. Deux petits lambeaux flottants, à droite, furent d'abord excisés; puis la suture entortillée fut pratiquée, et comme le renversement de la partie superficielle de la plaie était peu considérable, je me contentai de faire trois points de suture séparés avec des fils simples. J'eus un peu de peine à pratiquer cette opération, moins à cause de l'indocilité de l'accouchée que par la difficulté de bien écarter les cuisses et d'arriver au périnée.

La réunion fut entravée par une complication. Au niveau du cylindre placé à droite de la marge de l'anus, une eschare se forma. A la chute de l'eschare, il y eut une plaie assez profonde du côté du rectum, qui fournit pendant plusieurs jours une suppuration abondante et fétide. Cependant l'aspect de cette plaie était meilleur : elle bourgeonnait et se comblait sensiblement, lorsqu'à mon grand regret, cette femme fut obligée de retourner à Étampes, où son absence, déjà trop prolongée, faisait naître des soupçons qu'elle avait le plus grand intérêt à dissiper. J'ignore ce qui est advenu. (Journal de Malgaigne, 1843, p. 193 et suivantes.)

Ailleurs, nous avons montré la tendance au sphacèle des organes génitaux externes et du périnée, à la suite des accouchements laborieux; nous avons reproduit l'opinion de M. Tarnier sur le mode d'apparition des eschares; inutile d'y revenir. Nous ajouterons cependant que, les lèvres de la déchirure étant plus que les autres parties voisines disposées à la mortification et à la suppuration, il nous semble impossible d'obtenir habituellement la réunion par première intention, lorsqu'on en fait le rapprochement soit avec des des épingles, soit avec des fils métalliques, soit autrement. La gangrène sera toujours à craindre, surtout lorsque la solution de continuité sera très-étendue, comme dans le cas suivant.

Observ. XLI. — Vaste déchirure du périnée; suture métallique immédiatement après l'accouchement. — Gangrène des lèvres de la plaie. — Insuccès de la réunion.

Bouton (Eugénie), vingt-sept ans, mariée, née à Paris, est entrée le 21 octobre 1869 à l'hôpital Saint-Louis, salle Sainte-Marie, n° 1, service de M. Hardy. Cette femme, de petite taille, rachitique, est enceinte pour la seconde fois. Elle est accouchée la première, fois à l'hôpital des cliniques, à l'aide du forceps. M. Depaul l'avait engagée, si elle redevenait enceinte, à se faire accoucher au huitième mois; c'est ce qu'elle n'a pas fait, car elle est à terme.

22 *octobre*. Les douleurs ont débuté hier soir. Chloroforme; application de forceps au détroit supérieur. L'opération a été assez laborieuse, et, malgré les précautions qui ont été prises, il y a eu une déchirure considérable du périnée, allant presque jusqu'à l'anus. La délivrance n'a rien offert de particulier.

Soir. Gonflement médiocre de la vulve. Trois points de suture métallique sont appliqués. Lotions avec du vin aromatique. On maintient les jambes rapprochées. Bordeaux, cataplasmes laudanisés.

23 *octobre*. Ni frisson, ni vomissements. Ventre un peu ballonné. Gonflement assez marqué de la vulve et des bords de la déchirure. Application de collodion sur le ventre.

24 *octobre*. Pas de changement notable. Pouls, 120. Sensibilité assez grande de la vulve.

25. Le gonflement de la vulve diminue, mais cette région est toujours douloureuse; les bords de la déchirure ne paraissent pas se réunir. Pouls, 116. Ventre ballonné; quelques anses intestinales se dessinent. Collodion. Opium.

Soir. Pouls, 128. Respiration, 46.

26. Pouls, 120. La malade s'inquiète, s'ennuie de ne pouvoir se lever. Ventre indolore. Gonflement des grandes et des petites lèvres, ainsi que des bords de la déchirure du périnée, dont une partie est sphacélée, blanchâtre. Les sutures n'ont pas pris. La malade se plaint d'éprouver à la vulve des élancements très-pénibles.

30 *octobre*. — Les parties sphacélées sont tombées; la plaie a un bon aspect et semble se cicatriser peu à peu.

12 *novembre*. — La déchirure du périnée est cicatrisée; *exeat*. — (Communiquée par M. Bourneville).

Les complications inflammatoires ont une grande influence sur la marche et la terminaison des plaies : d'une façon générale, elles sont un obstacle sérieux à la cicatrisation, soit médiate, soit immédiate. Or, dans les déchirures du périnée profondes et récentes, l'état œdémateux et irritatif des parties, favorisé par l'écoulement incessan des lochies, offre un terrain extrêmement propice au développemen de l'érysipèle, de l'angioleucite, de la phlébite. L'opération ne fait qu'accroître le danger qu'on redoute, l'apparition de la phlegmasie intercurrente. On peut, il est vrai, objecter que la suture au moyen de fils métalliques sans avivement préalable n'est point une opération, qu'elle est un mode de pansement occupant le même rang que l'application des serres-fines, qui a donné peu d'accidents et qui dans un grand nombre de cas a produit les meilleurs résultats. Cependant elle a amené parfois la gangrène des tissus. Voici ce qu'en dit M. Tarnier (Cazeaux, *Traité des accouchements*) : « Depuis longtemps j'y ai renoncé, parce que leur emploi est douloureux et souvent compliqué de l'apparition de quelques petits points gangréneux. » Le chirurgien de la Maternité s'abstient de toute opération immédiate te se borne à tenir les membres inférieurs rapprochés par une serviette.

On ne peut nier que certains insuccès de sutures du périnée pratiquées immédiatement après l'accouchement soient dus aux phlegmasies concomitantes que nous avons énumérées plus haut; dans le fait de M. Huguier[1]. Ce fut la phlébite qui s'opposa à la réunion immédiate, et occasionna la mort de la malade; chez la négresse de M. Demarquay, l'érysipèle qui survint peu après l'opération semble avoir été la cause principale de l'insuccès. Ces phlegmasies intercurrentes sont un obstacle tellement sérieux, que, dans les fistules vésico-vaginales, avec érythème de la vulve, gonflement œdémateux des parties sexuelles, prurit extraordinaire du pubis, on attend que ces phénomènes pathologiques soient passés avant d'agir. Pourquoi tenir une conduite tout autre dans les déchirures du périnée ? Je n'en vois vraiment pas le motif.

Voici l'histoire de la malade de M. Demarquay.

Observ. XLII.—Vaste déchirure du périnée et de la cloison recto-vaginale, à la suite d'un accouchement difficile. Périnéoraphie pratiquée quarante-huit heures après l'accident ; érysipèle, tuberculisation pulmonaire, insuccès de l'opération. — Mort.

Une jeune négresse de 24 ans, primipare, entre le 24 février 1872 à la Maison municipale de santé (service de M. Demarquay).

On fournit sur elle les renseignements suivants : le travail a commencé il y a quarante-huit heures ; un praticien mandé chez la sage-femme où devait se faire l'accouchement fit l'application du forceps ; ces tentatives, répétées pendant une heure et demie, furent sans résultat.

[1] Voy. *Bulletin de la Société de chirurgie*, 1849.

24 février. — La malade est très-faible, elle perd du sang au niveau de la vulve. La tête se présente en position occipito-iliaque droite postérieure. Quelques nouvelles tentatives d'extraction avec le forceps restent infructueuses et l'interne de garde fait prévenir M. Tarnier. En appliquant le forceps une troisième fois, ce chirurgien constate une vaste déchirure du périnée réunissant la vulve à l'anus, et intéressant assez haut la cloison recto-vaginale. Il existe également une induration considérable du col avec un rétrécissement léger du bassin.

Malgré plusieurs tractions énergiques avec le forceps, la tête ne bouge pas. M. Tarnier pratique alors la perforation du crâne et la céphalotripsie. La malade étant dans un état de prostration extrême, on la laisse tranquille. Au bout de quarante-huit heures, son état s'était sensiblement amélioré. M. Demarquay pratique la périnéoraphie dans les conditions suivantes: non-seulement la déchirure est très-vaste, intéressant tout le périnée et la cloison recto-vaginale, mais les bords de la plaie sont tuméfiés, irrégulièrement déchiquetés, saignant au moindre contact et gangrenés superficiellement. Néanmoins on réunit par une suture métallique et aussi exactement que possible les deux lèvres de la plaie périnéale en si mauvais état. Trois points de suture réunissent également la cloison recto-vaginale; la malade supporte très-bien et sans se plaindre cette opération. On prend la précaution de la sonder trois fois par jour, et on répète souvent les injections vaginales.

2 mars. — Il n'est survenu aucun accident; l'état général est bon. La plaie commence à se déterger. Des injections vaginales avec de l'eau d'Eucalyptus ont fait disparaître rapidement l'odeur gangréneuse.

7 mars. — M. Demarquay resserre les points de suture anciens et en ajoute deux nouveaux pour mieux réunir les parties inférieurement. La plaie a bon aspect; les chairs semblent vivaces entre les points de suture. L'état général est passable, cependant la malade tousse, et l'on entend des râles sonores disséminés dans la poitrine.

15 mars. — Les fils des sutures ont un peu déchiré la peau, mais ils sont néanmoins bien en place; la réunion semble exister entre les deux lèvres de la plaie périnéale. L'état général devient moins bon: la malade a mangé, elle a des sueurs la nuit, elle tousse et crache beaucoup. De plus, les râles semblent se localiser au sommet des poumons.

28 mars. — On constate sur la cuisse gauche de l'érysipèle parfaitement reconnaissable, malgré la pigmentation de la peau, au contour irrégulier produit par la surélévation de l'enveloppe cutanée, qui est douloureuse et empâtée.

31 *mars.* — L'érysipèle a envahi la paroi abdominale, le dos et l'autre cuisse. La fièvre est intense, la respiration difficile, et embarrassée; il y a eu un peu de sub-délirium la nuit précédente. Sous la clavicule gauche, on trouve de la matité très-nette et des râles sous-crépitants. Le diagnostic de tuberculisation à marche rapide se confirme donc de plus en plus. Quant à la plaie, on avait remarqué depuis plusieurs jours que la cicatrisation s'était arrêtée sous l'influence de l'état général grave, et les matières fécales viennent s'accumuler dans le vagin. Voici, après un exâmen attentif, l'état dans lequel nous trouvons la suture: 1° cloison recto-vaginale; le point de suture placé supérieurement est en place et, à cet endroit; la réunion semble complète. Plus bas la réunion l'est moins, et le point de suture placé immédiatement au-dessous du premier semble prêt à se détacher. Enfin, à la partie inférieure, il n'existe aucune trace de réunion, et les matières fécales pénètrent largement dans le vagin, par la déchirure de la cloison. 2° Périnée: les points de suture sont encore en place, et maintiennent les surfaces réunies. Mais cette réunion est bien moins complète que quelques jours auparavant; et l'on se demande, si, en enlevant les fils, les surfaces ne se détacheraient pas en plusieurs endroits.

3 *avril.* L'état général semble légèrement amélioré; néanmoins la température se maintient à 40°,6. Dès le lendemain, les symptômes s'aggravèrent considérablement; la malade, après avoir eu un délire assez tranquille, tomba dans le coma et mourut le 7 avril.

L'autopsie fut refusée; nous n'avons pu qu'examiner superficiellement les parties deux jours après la mort. Sur une étendue d'un centimètre et demi, les parties étaient solidement réunies au-devant de l'anus et bien que les fils métalliques fussent enlevés, une traction assez forte avec le doigt ne rompit point la réunion. De même, la partie supérieure recto-vaginale était réunie sur une étendue d'un centimètre environ. A part ces deux points, la déchirure du périnée et de la cloison s'était reproduite. (*Communication de M. Dupuy, interne du service.*)

Dans les cas où la périnéoraphie semble couronnée de succès, il arrive assez fréquemment que, la cicatrisation s'étant opérée dans la partie supérieure du périnée seulement tandis qu'elle n'a pas eu lieu inférieurement, une fistule vagino-périnéale s'ensuit. Quand le rectum a été intéressé et que, concurremment avec le vagin et le périnée, cet organe ne s'est point réuni dans toute son étendue, on a une fistule recto-vagino-périnéale qui, en permettant aux matières fécales de s'écouler par ce trajet, nécessite une intervention ultérieure. Les auteurs ont dans leurs écrits rapporté plusieurs exemples de ce genre. Certaines fistules sont, il est vrai, peu graves, guérissent promptement au moyen de cautérisations journalières par le nitrate d'argent, mais certaines autres, par leur profondeur et leur siége, n'ont disparu qu'après une nouvelle opération[1].

[1] Observ. XLIII.—Primipare de vingt-cinq ans. Master fut appelé auprès d'elle le 31 mai 1824, à midi. Douleurs intolérables dans le ventre et aux lombes ; écoulement des eaux trois heures auparavant, orifice de la dimension d'un écu, position de l'enfant normale, bassin spacieux et bien conformé. Dans la journée, la femme fut tranquille; mais le soir, vers cinq heures, la sage-femme crut que l'enfant venait par le rectum ; le vertex se présentait à l'ouverture périnéale ; il était désormais impossible de ramener la tête dans le vagin. Quelques contractions suffirent pour expulser par cette voie anormale l'enfant, qui était privé de vie, et la vulve ne fut nullement intéressée. L'arrière-faix fut extrait par la plaie. Un examen ultérieur prouva que la fourchette et l'anus étaient intacts. Immédiatement au-devant de l'anus commençait une rupture qui s'étendait dans le sens du raphé jusqu'à un pouce de la commissure postérieure de la vulve, et à laquelle correspondait celle de la paroi vaginale, terminée également en avant à un pouce de distance de la même commissure. Deux autres ruptures transversales existaient au milieu du périnée; la plaie avait une forme cruciale. Un pont charnu d'un pouce de large restait formé par la commissure de la vulve.

Master attribue cette déchirure à la trop grande étendue du périnée, qui avait une longueur de plus de trois pouces de l'anus à la vulve, et à la situation antérieure des organes externes. La ligne centrale de l'excavation pelvienne tombait directement sur le milieu de l'espace périnéal. Le travail fut précipité, la sage-femme soutenait mal. Violente hémorrhagie après, par le vagin et la plaie. Le périnée s'enflamma considérablement, les lochies s'écoulaient par la plaie. Au bout de quinze jours, l'inflammation cessa. On fit deux points de suture qu'on laissa trois jours; la partie postérieure était bien réunie, mais en avant subsistait une large fistule vagino-périnéale. On fit des fomentations vulnéraires pendant un mois. Le périnée se réduisit alors à deux pouces, et le trajet fistuleux se rétrécit sensiblement. Les règles, qui survinrent bientôt après, s'écoulèrent en partie par la fistule; mais, après un second accouchement naturel en 1827, les lochies sortirent par la vulve, ce qui prouve que l'oblitération avait eu lieu. (Master, de Kœnigsberg, *Siebold's Journal*, t. IX, 1824.)

Observ. XLIV. — Fille de dix-neuf ans, primipare, qui, après un travail de douze heures, donne naissance à un enfant mâle. La fourchette et l'anus sont intacts; après une grande inflammation, qui cède à l'application de sangsues et autres moyens antiphlogistiques, les eschares tombent, et malheureusement aussi la commissure de la vulve, qui s'était gangrenée. La déchirure est grande, inégale et frangée. On avait d'abord cru à un accouchement par le rectum ; les lochies, qui s'écoulent abondamment, empêchent d'abord la réunion. Dès qu'elles diminuent, on avive les bords de la plaie, et la réunion se fait, en dix jours, au moyen de cinq sutures; mais, sous les efforts de la défécation, ce pont fut usé auprès du rectum, et il en résulta une fistule qui se réunit, après deux mois de

Au défaut de tendance à la réunion qui semble caractériser les sutures du périnée pratiquées pendant l'état puerpéral, nous ajouterons la faiblesse du tissu cicatriciel. Dans l'observation XLIV, l'opération avait réussi, mais la résistance de la cicatrice était si faible qu'elle céda à des efforts de défécation qui eurent lieu douze jours après. La même chose eut lieu chez la malade de M. Trélat (voir observation XLIV). Le retour de la menstruation a suffi parfois pour rompre la cicatrice en totalité ou en partie. Je me rappelle qu'en 1869, M. Tillaux fit à l'hôpital Saint-Antoine, où je remplissais les fonctions d'interne, une suture du périnée chez une jeune fille de 19 ans, primipare, qui avait accouché trois ou quatre semaines auparavant dans le service de M. Besnier. Le périnée s'était rompu dans une assez grande étendue; plusieurs points de suture métallique furent appliqués, mais, au bout de quelques jours, les règles reparurent et les surfaces occupées par les deux fils supérieurs ne se réunirent point.

Nous aurions voulu présenter une statistique comparative des opérations des périnéoraphies pratiquées pendant l'état puerpéral, et de celles qui sont faites, suivant les préceptes de Roux, longtemps après l'accident, pour tirer des conclusions exactes. Nous avons

suppuration. (Granis et Lebrun, *Annales de la médecine physiologique*, 1825.)

Observ. XLIV. — Déchirure complète du périnée pendant un accouchement naturel chez une femme primipare. Suture, destruction de la cicatrice par les efforts de défécation.

Vigenty, seize ans et demi, domestique, vint à la Maternité le 24 janvier 1867, ayant le col long, ferme et non ouvert. Les bruits du cœur s'entendaient dans la région hypogastrique et à droite. La dernière époque des règles était ignorée; mais l'utérus paraissait développé comme à quatre mois ou quatre mois et demi.

Cette femme, qui avait été envoyée dans le service des femmes enceintes valides, descendit à la salle d'accouchement le 5 juin, à deux heures et demie du matin; souffrances depuis la veille, dix heures du soir. Elle avait un orifice souple et mince, légèrement dilaté; la tête était basse et en occipito-iliaque antérieure gauche. Les contractions fortes et rapprochées achevèrent la dilatation, qui fut complète à trois heures et demie. Les membranes se rompirent alors; le liquide amniotique s'écoula, teint de méconium; la tête, qui avait franchi au moment de la rupture des membranes, mit cinquante minutes à parcourir le vagin. Elle s'engageait dans la vulve pendant une contraction, et on soutenait le périnée, lorsque Vigenty fit un effort tellement violent, que le fœtus fut chassé brusquement hors des organes génitaux; le plancher périnéal se déchira complétement. Vigenty fut transportée aussitôt à la salle Sainte-Marguerite, n° 2. Le même jour, M. Trélat fit la suture du périnée; elle céda à la première selle, qui eut lieu douze jours après.

Le 15 juin, le chirurgien reconstruisit la cloison recto-vaginale; cette opération réussit en partie; Vigenty sortit le 15 juillet pour aller à l'hôpital Saint Antoine, où M. Trélat devait faire une nouvelle périnéoraphie. (Extrait du registre de M. Trélat.)

cherché dans les auteurs, et le peu d'observations qui y sont consignées était insuffisant pour atteindre ce but. Néanmoins, lorsqu'on voit autant de contre-indications tirées de l'état des parties après l'accouchement, autant d'accidents susceptibles de se montrer, on doit hésiter avant de se résoudre à pratiquer la suture. Je pense que le succès sera plus certain si on attend que les bords de la solution de continuité soient cicatrisés et que les tissus aient repris leur vitalité. Deux mois au moins sont nécessaires pour ce résultat. Aussitôt après l'accident, on se contentera, soit de rapprocher les membres inférieurs au moyen d'un bandage approprié, soit d'appliquer des serres-fines, et si la réunion ne se fait pas, on remettra à plus tard la périnéoraphie.

RÉSUMÉ

Pendant la grossesse, les plaies accidentelles ou chirurgicales offrent beaucoup plus de gravité que dans l'état normal. La lactation et la menstruation exercent également une influence nocive sur la marche et la terminaison des opérations; la longueur du sujet nous a empêché d'aborder cette dernière question.

Les accidents auxquels les plaies exposent la femme grosse sont de deux ordres : 1° l'hémorrhagie; 2° l'avortement.

Le développement exagéré du système veineux, la gêne excessive de la respiration pendant les derniers mois de la gestation, la présence habituelle de l'albumine dans les urines, rendent compte de la fréquence et de la gravité de l'hémorrhagie. Parfois insignifiant, l'écoulement sanguin acquiert souvent des proportions telles que la mort de la femme est inévitable; l'avortement ou l'accouchement prématuré ont lieu rarement avant cette terminaison.

Lorsque la femme a échappé à ce premier accident, si la plaie offre une certaine étendue, la suppuration survient; l'influence de la pyogénie sur la marche de la gestation est contestable, quoique dans la variole, la fièvre typhoïde, l'avortement soit la règle. Mais lorsqu'une plaie suppure, elle expose la femme à des phlegmasies intercurrentes redoutables, telles que l'érysipèle, la phlébite, à la suite desquelles survient l'avortement. Certains grands traumatismes sont bien supportés pendant la grossesse; il n'en est pas de même de leurs complications inflammatoires. Au reste, on sait le rôle que jouent la pneumonie, la pleurésie dans le gravidisme ; qu'y a-t-il d'extraordinaire que des phlegmasies d'un autre autre ordre produisent le même résultat? Les plaies légères, moins que les vastes solutions de continuité, déterminent aussi l'avortement. Mauriceau rapporte un fait de ce genre : A la suite de scarifications à la vulve, l'expulsion de l'embryon eut lieu ; Ollivier (d'Angers) vit le même accident après une ponction d'ascite. Dans les deux cas, aucune complication inflammatoire n'était intervenue ; on ne peut expliquer le phénomène que par action réflexe.

Pendant l'état puerpéral, nous retrouvons l'*hémorrhagie;* moins fréquente que pendant la gestation, elle n'en est pas moins grave, surtout aussitôt après l'accouchement, alors que la femme est affaiblie par les souffrances du travail. Peu à peu, les vaisseaux tendant à reprendre leur calibre normal, cet accident n'est plus à redouter. De toutes les complications des plaies à la suite de couches la plus commune est sans contredit *la gangrène*. L'attrition, la désorganisation qu'ont subies le périnée et les organes du petit bassin pendant le travail expliquent cette tendance à la mortification. Au surplus, la gangrène ne met pas en péril la vie de la femme, à moins qu'elle ne règne épidémiquement ; mais elle retarde la cicatrisation de la plaie, augmente la suppuration et compromet ainsi le succès d'une opération pratiquée sur ces parties. Presque tous les échecs de la suture du périnée que nous avons signalés dans notre thèse sont dus à ce malencontreux accident.

S'il est un enseignement à tirer de cet exposé, c'est qu'il faut être très-prudent lorsqu'on a à soigner une femme enceinte : on n'opérera que dans les cas urgents, car, en portant l'instrument tranchant sur elle, on expose la vie de la mère et du fœtus. Une fois l'accouchement effectué, on devra attendre que les organes aient repris leur vitalité habituelle ; deux mois au moins seront nécessaires pour arriver à ce résultat.

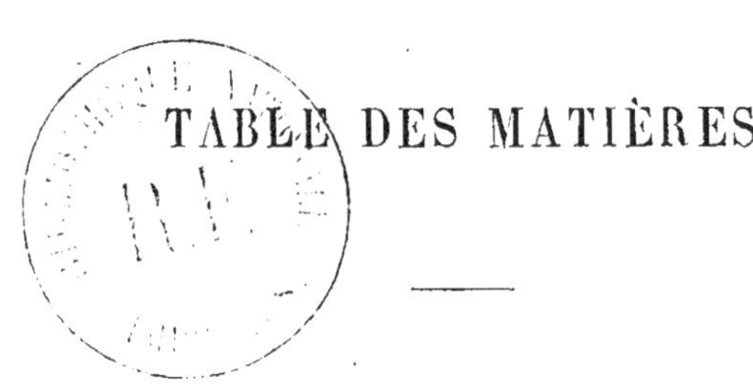

TABLE DES MATIÈRES

PARIS. — IMP. SIMON RAÇON ET COMP., RUE D'ERFURTH, 1.

www.ingramcontent.com/pod-product-compliance
Ingram Content Group UK Ltd.
Pitfield, Milton Keynes, MK11 3LW, UK
UKHW022121260726
13993UKWH00003B/1163

9 782329 168845